袁　辉　主编

小儿推拿名师问答

Xiaoer Tuina Mingshi Wenda

Q&A

ZHEJIANG UNIVERSITY PRESS
浙江大学出版社 | 全国百佳图书出版单位

图书在版编目(CIP)数据

小儿推拿名师问答 / 袁辉主编. — 杭州：浙江大学出版社，2018.11（2024.9重印）
ISBN 978-7-308-18462-5

Ⅰ. ①小… Ⅱ. ①袁… Ⅲ. ①小儿疾病－推拿－问题解答 Ⅳ. ①R244.15-44

中国版本图书馆CIP数据核字(2018)第171419号

小儿推拿名师问答

袁 辉 主编

责任编辑 季 峥（really@zju.edu.cn）
责任校对 陈静毅 林允照
封面设计 黄晓意
出版发行 浙江大学出版社
（杭州市天目山路148号 邮政编码310007）
（网址：http://www.zjupress.com）
排 版 杭州兴邦电子印务有限公司
印 刷 杭州钱江彩色印务有限公司
开 本 880mm×1230mm 1/32
印 张 4.125
字 数 93千
版 印 次 2018年11月第1版 2024年9月第3次印刷
书 号 ISBN 978-7-308-18462-5
定 价 35.00元

浙江大学出版社市场运营中心电话（0571）88925591；http://zjdxcbs.tmall.com

前言

我做小儿推拿已有近十年时间了，从一开始单打独斗，到现在开了许多连锁店，慢慢摸清楚了一些做小儿推拿的规律和技巧。想把小儿推拿做好，光推拿手法和技巧好是远远不够的，还得会诊断，会沟通，会护理……如果自己开小儿推拿店，还得会经营。只有这样，才有可能真正做好小儿推拿，造福万家。

目前市场上小儿推拿的书很多，但大多是讲推拿技术的，对具体问题进行分析的很少。由于这些年来我一直在临床一线实践小儿推拿，其间遇到过很多问题与困惑，找到了一些解决办法，所以我想通过本书把我对这些问题的思考及积累的经验告诉大家。本书主要包含两个方面的内容：一是传授基本知识；二是针对问题答疑解惑。

亲爱的读者，这本书看似说的是我的事，但其实也是你的，期待我们在书中的共鸣！希望本书就像是一盏车灯，照亮你前方的路，给你指引方向，让你看到自己的未来。

在本书的编写过程中，得到了杨晓飞、袁敏、袁龙浩、王红波、郑斐然、付红亮的大力支持与帮助，在此表示感谢！

袁　辉

2018年11月3日于江苏徐州

目录

1 你做好从事小儿推拿工作的准备了吗？

我是在2007年的时候第一次接触小儿推拿的。那是在我上大学期间，我们学校播放了一段给孩子捏脊的视频。我记得很清楚，那期节目叫《小儿捏脊》，里面讲了给孩子捏脊的好处，在中央电视台《健康之路》栏目中播放，大概有20分钟。看完之后，我觉得这挺有意思的，会是个很好的发展方向。当天晚上，我就去教室翻看我的针灸书，里面还真有关于小儿推拿的内容。2008年7月，我到山西阳泉实习，等到儿科实习时，我看见儿科主任正在给孩子做推拿，我就问这是干嘛？他说这是小儿推拿，治疗小儿疾病的。后来我在医院看到很多家长带着孩子来推拿，当时也没太在意。但是那时候儿科正好缺人，让我去帮忙，我就开始跟着师父学小儿推拿，中间的具体细节在我出版的《脾胃派小儿推拿》的序里有介绍，这就不详细讲了。2011年10月，我从医院辞职。2011年12月，我在安徽省淮北市开了一家小儿推拿加正脊的门店。开业第一天，我的一位舅舅给了我200块钱，然后对我说了一句话："你要记住，开店容易守店难。"我想，守就守了，就是在那坐着呗，有什么难的呢？开始的时候，借着冲劲儿，我觉得还挺好的，后来就觉得越来越难受。为什么呢？因为平时门店里面就我一个人，除了跟患者说话，其他就没有人说话了，特别闷得慌，心理压力巨大，就感觉自己与世隔绝了一样，特别无聊、无奈。

那时候我就拼命看书，正好看到一句话："怀才就像怀孕一样，时间长了总会被看出来。"我相信：只要我有能力，早晚有一天我能赚到钱，想赚钱就得自己先值钱。有一次我翻开一本哲学书，看到有一个词叫"闭门造车"，突然意识到我的做法有点这个意思，天天在屋里看书不就成书呆子了吗？怎么办呢？读万卷书不如行万里路，我就出去看看别人的店呗。我开始从事小儿推拿的时候是在2011年。那时，全国的小儿推拿店非常少，我就去各地网友开的小儿推拿店拜访。当时我就想，能做好必然有能做好的原因，只要你的店开得好，我就去拜访。差不多每两三个月我就要出门一次。我开始发现：做小儿推拿不能只是自己看书，应该是看书占一半，出去拜访占一半，这样你的眼界、你的手法才会得到提升。我记得我总共拜访了二十多家店，在这个过程中我学到了特别多的东西，除了技术有提升，在沟通、经营等方面都学到了很多。后来我就经常跟同行说："你要想把小儿推拿做好，你就要经常去拜访别人的店，这比你在店里看书有用一百倍。真的是读万卷书不如行万里路。"

2 你会主动学习吗？

你可以听我讲课，但这个不应该成为你学习的全部，一定要系统学习。如果是一点一点地去学习，最终造成的结果就是知识点与知识点之间连不到一起，就会出现真空地带，你的心里也会七上八下，所以学习小儿推拿一定要系统学习。那怎样才算系统学习呢？系统学习包含两部分：一部分就是听一些讲座；另一部分就是系统地看书。那看什么书呢？我给我的学生推荐的是中医方面的书籍，除了看中医经典书籍、有关小儿推拿的书籍以外，还可以看罗大伦等写的中医科普书籍；另外，西医方面可以多看崔玉涛等写的西医儿科科普书籍。我是做小儿推拿的，为什么要看西医的书呢？如果你光看小儿推拿的书，你学习的点就会比较片面，就不成系统，就会出现推拿不自信、心里没有底的表现。举个最简单的例子，就以感冒为例，从中医方面可能大家都知道感冒分为风寒感冒、风热感冒、暑湿感冒、阴虚感冒、气虚感冒等。那感冒从西医方面应该怎么理解？很多人就蒙了，在心里会想：感冒会变成肺炎吗？感冒跟鼻炎有什么关系？感冒跟中耳炎有什么关系？如果家长问你：推拿完以后，晚上出现了左耳朵疼痛的情况，这跟感冒有没有关系？也许你当场就蒙了，因为你不知道感冒是不是会引起中耳炎。当然我只是举个例子。学习小儿推拿的时候，中医、西医都要学，这样分析问题的能力就会得到增强。但是，在这里我要跟大家说明一下，中医的书籍比较多，流派也比较多，建议大家除了看中医典籍，比如中医的四大经典——《黄帝内经》《伤寒论》《金匮要略》《温病学说》，还要再看一些中医方面的基础性文章或科普读本，这样学习起来将会更加容易。

3 如果没有时间或者感觉自己不适合看书，该怎么办？

说实话，我平时没什么时间看书。那我干嘛呢？我特别喜欢听书。我手机里有一个听书的软件，叫作荔枝电台。我平时除了用它来讲课以外，还下载很多本书，一有空就听。我发现在听书的过程中，我是在和“高手”进行隔空对话，在此过程中，自己就会不断提升。也许你看书时常常会觉得眼睛比较累，而且字一多就不想看，相对而言听书就简单多了。最近我看书比较少了，除非什么东西不懂，才会上网搜一下或翻阅相关资料，其他时间我都是在听书。听书比较省事，把内容下载到手机上，随时随地都可以听。甚至有的朋友说：“袁老师，我都是听着你的课睡着的。”其实我也经常这么干。我经常是听着别人的书睡着的。所以，不管是看书还是听书其实并不重要，关键是看学习的态度。以前想学知识只能通过看书，现在还可以听书，比以前方便太多了。

4 该如何提高小儿推拿技术?

想要学好小儿推拿，一定要多看书，勤思考，多向同门师兄弟请教，因为每个人对穴位的理解是不同的，配穴的方法也是不一样的。不建议初学者向其他流派请教，因为每个流派对穴位的认识是不一样的，理论也有所不同。如果你初学时是听其他流派的，有可能打乱你的配穴原则。要知道小儿推拿的流派众多，取穴思路和推拿时间不尽相同，应该先精于自己流派的理论，再考虑吸取其他流派的精华。学习者需根据自身和所在地情况，多做实地考察，选择一个适合自己的好老师。入门后多上手操作，并在操作中学会自检:“我的操作姿势是否正确? 哪些还不太满意? 是否达到‘三好(好看、好用、好受)’?”要经常找自己的不足，并及时纠正；要把每天的工作看作是一个量的积累过程，具有十年如一日的心态，因为只有量的积累才会有质的飞跃；用心对待每一位患者；多向同行、老师学习。久而久之，推拿技术就会得到大幅度提高。简单来说，治病最好的方法就是加强患者机体与疾病做斗争的力量。小儿推拿也一样，是通过手法给予机体良性刺激，达到扶正祛邪的目的。良性刺激必须以辨证准确、组方合理、取穴准确、手法得当为前提。说白了，要想做好小儿推拿，辨证、取穴、手法缺一不可。其中，辨证是重点。

5 你会跟着情绪走吗？

跟大家说一个常见的现象：患者家长常会带着孩子过来说：“大夫，我家孩子昨天推拿后效果可好了，症状马上就减轻了，这个推拿效果真是好！”当患者这么说的时候，你心里是不是特别舒服？如果出现这种情况，就说明你被患者的情绪左右了。如果患者前一天推拿完，后一天过来说：“大夫，昨天推拿完之后怎么没有好转呢？跟昨天差不多，我觉得比昨天还重了，这是怎么回事？”这个时候，你心里会不会忐忑不安呢？相信很多人去过医院，见过这样的情况：当患者对医生说“你的治疗效果可好了”，医生会回答“我知道了，可以了，走吧”；如果患者跟医生说“怎么搞的，怎么一点效果都没有呢”？医生会说“不要紧，再治两天就好了，就出效果了”。不管患者怎么说，医生的心态始终是平稳的，回答始终是坚定的。你夸他，他也不会特别高兴；你骂他，他也不是特别难过。其实这样的医生就是一个成熟的医生了。那么不成熟的医生会有什么表现呢？当患者说好的时候，他心里美得跟朵花似的；当患者说效果不好的时候，他立马就蔫了。像这样情绪大起大落的人，很难做好小儿推拿。所以说，如果你打算从事小儿推拿，我希望你的心态稳定、情绪平稳，只有当你的心态稳定了，你的手就稳定，也只有当你的手稳定的时候，效果就稳定。反过来讲，当你的心态受到影响，你的手就受到了影响，然后效果就会受到影响。我发现几乎所有医院都有一个不成文的规定：只要是医生的亲人在手术台上，这位医生就不能在手术室里待着，否则可能影响其他人的情绪，影响手术效果；更不能亲自做手术，

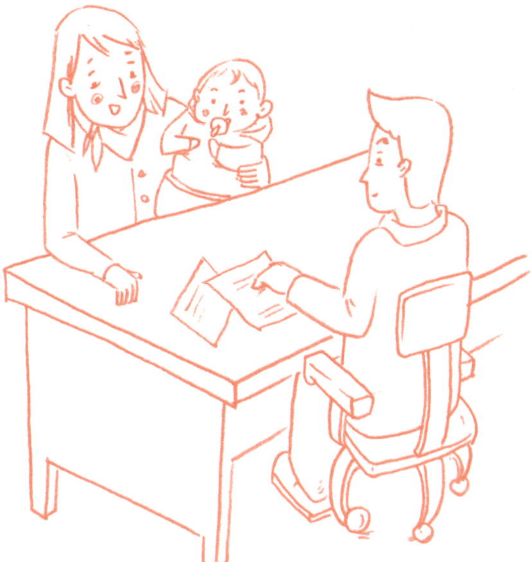

否则这个医生就会比较紧张，手术疗效不如平时好。就像考试一样，你平时练习时可以做得很好，但是一旦到了考场，你就考不好了，这是因为你紧张了。所以说，考试的好坏不光取决于你的能力，还取决于你的心态。小儿推拿也是一样的。所以，你一定不要受患者的情绪影响。

6 没学过医，该怎么做好小儿推拿？

有医学基础的人跟没有医学基础的人的区别在哪儿呢？在学习的难易程度上，有基础的人把注意力都集中在手法上，因为对他来说诊断和辨证很简单，他只要把手法学好，小儿推拿就学好了。如果没有医学基础，可能很多朋友已经学习或者从事小儿推拿很长时间了，但是由于他开始的时候没有打下坚实的基础，所以在推拿的时候心里总觉得不踏实，对很多疾病的认识不全面、不深刻，遇到复杂的疾病时，心里就特别没底儿。那么，想做好小儿推拿，你需要做的工作不是在运营上，而是在中医基础上。中医基础越牢固，你的店越容易做好。如果你本身是没有医学基础的，你必须花更多的精力把中医基础学好，这样你的发展才会好。万丈高楼平地起，决定楼层高低的不是上层，而是地基，地基越稳固，盖的楼就越高。只要把基础打牢，你面临的几乎所有问题就能解决了。那中医基础该怎么学习呢？看书是一种非常有效的方法。但很多人学习中医基础的时候有这样一种感觉：书看得挺熟的，但是一到临床就不会了。你会发现看书是看书，临床是临床，它们完全是两码事。其实这是因为你没有老师带着，才会有这种感觉。所以，在你看书的时候，一定要有老师带着。如果这个老师是从事临床工作的，他会把病例放在中医基础里面讲给你听，你就会觉得简单清晰很多。

7 小儿推拿的流派有哪些？

小儿推拿共有多少流派？目前共有八大流派，分别是三字经派、孙重三派、张汉臣派、盲校派、脾胃派、捏脊派、海派、湘西派。

哪个流派好？在讲这个问题之前，我们先举一个简单的例子。中国有八大菜系，鲁菜、川菜、粤菜等，你说哪个菜系好？没法这么判断对吧。同样的，小儿推拿各个流派有其独特的学术主张和特色，也有各自擅长的领域，对于不同的病证有不同的推拿方法，不能单纯用好坏来衡量它们。

每个流派最大的特点是什么？三字经派：穴位少，时间长；

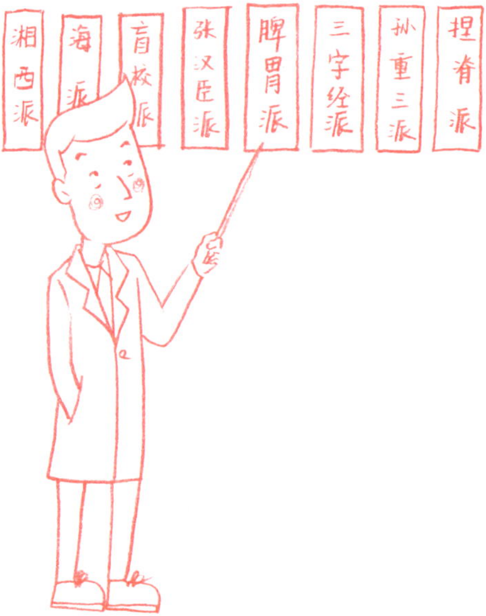

孙重三派：体穴加手穴；张汉臣派：望诊；盲校派：时间短，取穴多；脾胃派：擅长治小儿脾胃病；捏脊派：擅长治积食；海派：一指禅推拿手法；湘西派：推药结合。

8 小儿推拿书应该怎么读？

我读小儿推拿书一般分三步：第一步是把书读透，“书读百遍，其义自见”。第二步是坚持在临床一线工作，最好每天都推拿孩子。有些同学有这样的感觉：一段时间不推，手就生了，见了孩子就有点打怵。相反，如果你坚持每天推拿，孩子有任何变化，你都能及时发现。第三步是勤思考，书中读到的理论与推拿中提到的问题放在一起思考，推一段时间后，就翻一段时间的书，连续几个月之后，你就会把书的内容吃得非常透。有些人觉得只要平时多练习推拿就行，很长时间都不看书，认为书上的东西都会了。其实真的不是这样，要想学好，可以先试试我的方法，你会发现自己提升的速度要比之前快很多。我会做一做临床就翻一翻书，在实战中反复验证书中的理论，到最后，每当我推孩子的时候，书上的内容会突然就跳到我的脑袋里来。中医理论学习比较枯燥，如果单纯读理论，很难理解，必须结合临床实践，读书才会更加有意思。

9 理论派与实战派有什么区别？

理论派的人喜欢说“我觉得”；实战派的人喜欢说“我用过”。小儿推拿的作用是客观存在的，不是你觉得怎么样就怎么样。所以说要多去问别人，如果这个方法别人用过后说有效果，那肯定好。如果没有用过，你只是觉得好，那就不一定了。如果你是一个实实在在的小儿推拿师，就不要经常说“我觉得”，

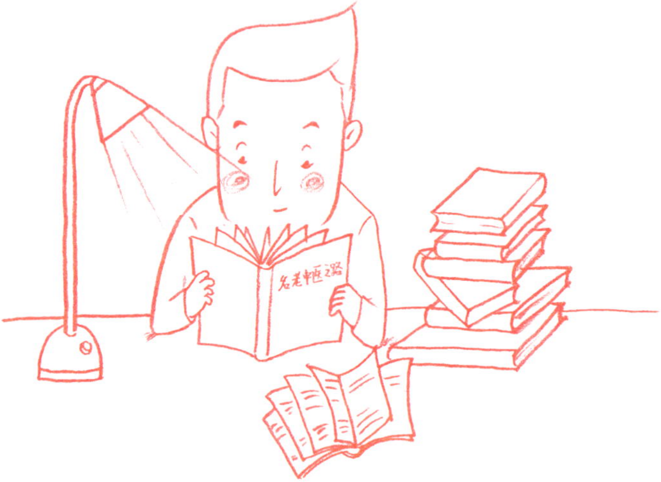

而应该经常说“我用过”“我试过”。所以，大家以后做小儿推拿的时候不要凭主观臆断，一定是要接受治疗之后再说。

这里顺带说一下，有朋友说在学习小儿推拿的过程中，不知道该如果选择老师。我说一下我的观点。我看书有个习惯：如果这本书的作者不做临床，只是写书，那么他的书我是不会看的，不是他写得好不好的问题，而是他写的东西不“接地气”。写的内容再好，如果没有经过临床检验，就有可能存在很多漏洞，甚至有很多错误。所以，我看书喜欢看有临床实践经历的人写的书，比如《名老中医之路》。他们的书非常靠谱，因为他们平时做临床。

这里我们再说点别的。这几年，关于小儿推拿的书很多。很多人看过某位作者写的小儿推拿书，他平时就不做临床，所以很多人看完之后发现他的书不仅内容空洞，而且前后矛盾。那么谁的书比较靠谱？比如，三字经派李德修的《小儿推拿秘笈》，以及张汉臣派的、海派的、盲校派的都可以。当然，我自己也写了一本《脾胃派小儿推拿》，如果大家有兴趣的话，可以看看，因为我每天都在给孩子推拿，所以我的书是“接地气”的、靠谱的。

所以说，以后大家学习一定要实事求是，脚踏实地。我特别相信习主席说的一句话——“实干兴邦”。把它放在小儿推拿里面，就是“实干兴店”。只有你是实干家，才能把店干起来；而如果你不能脚踏实地，即使做起来了，被淘汰也是早晚的事儿。所以，要一步一个脚印，踏踏实实往前走，不急不躁。你要记得刚开始做小儿推拿的时候比较困难，越往后做越简单，“老鼠拉木锨，大头在后面”，因为你干的年头越长，你的名气就会越大。当然，还是那句话——“磨刀不误砍柴工”。想干得好、干得快，就多借用别人的经验，用别人的经验来丰富自己，来缩短自己的学习历程，来帮助自己取得成功。这是非常有意义的。

10 该如何用心做好小儿推拿？

做小儿推拿时要专注，不要被外界的因素所打扰。经常打扰你的因素有几个：第一个是患者的表现。比如，孩子哭闹了、排便了、呕吐了等，都会影响你。这个时候你需要把注意力集中起来，否则你的手法会乱，效果会降低。第二个是家长会影响你。比如，家长高兴的时候，你可能也很高兴，注意力就不集中了；如果家长不高兴，你的注意力也会不集中。第三个是你自己会影响你自己。比如你在想事情，你在想的过程中也会注意力不集中而影响自己。那该怎么办呢？在推拿的过程中，该如何做到注意力集中呢？我说说我是怎么做的。不管家长说什么，不管孩子做什么，不管孩子的护理需要怎么做，我都会先深吸一口气，然后把手法放缓，随着呼吸调整我的手法及动作快慢，什么都不想，只将注意力集中在穴位上，这样效果就有明显的提升。

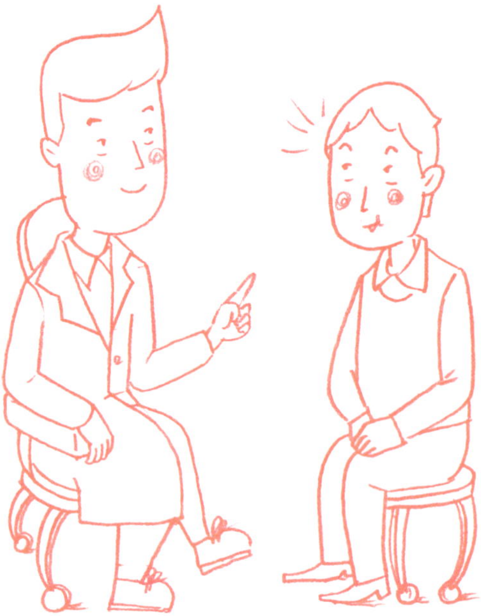

11 小儿推拿中的意外收获有哪些？

有句俗话叫“搂草打兔子”。什么意思呢？这句话就是说在割草的时候把草里面的兔子一块儿抓了，一举两得。平时我们在做小儿推拿的时候也经常有这种情况出现。比如在治疗小儿厌食的时候，孩子的睡眠好了；在治疗感冒的时候，孩子的排便好了；在治疗便秘的时候，孩子的睡眠好了，气色也好了。这就体现了中医的整体观念：五脏六腑为一体，一荣俱荣，一损俱损。一个脏器出问题了，其他脏器也会跟着出问题，例如感冒的时候常同时出现厌食和腹泻。

12 出门拜访也是一种学习？

虽然天天在店里待着琢磨增加客源的办法，但是总找不到一些好的办法。这是为什么呢？我该怎么办呢？当开店遇到困难时，有两种解决办法可以选择：一个是跟你认识的、干得好的小儿推拿师聊天。你现在遇到的问题很有可能是我以前遇到过且解决了的，我就很容易把答案给你，你照着做，这个问题解决起来就很简单。另外一个方法就是出去学习。这个学习不一定要花钱去学习，还有一种非常重要的方式，叫陌生拜访。去别人的店里看看，比说什么都好使。有句话叫“树挪死，人挪活”，真的是这样。特别是做的不顺心的时候，你越在店里就会越不顺心。所以说，当开店遇到困难时，最好是经常出去拜访或者跟高手聊天。我经常说：你开小儿推拿店，如果没有拜访过三家以上的小儿推拿店，那么你开店的成功率就非常低；如果你拜访了十家左右的店，那么你成功的概率会很高；如果你拜访的店超过三十家，你就肯定会成功。也就是说，你拜访的店越多，你成功的概率也就越高。这是因为在拜访别人的过

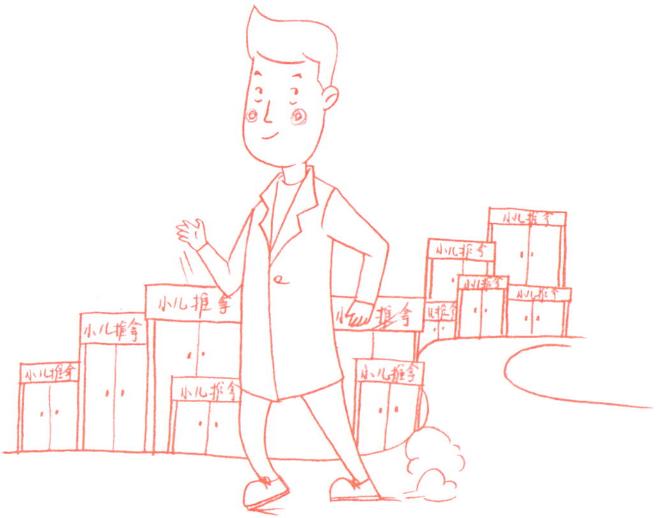

程中，你会学到很多东西。好的东西你可以直接拿过来为自己所用；不好的东西可以引以为鉴，提醒自己不要犯类似的错误。那么，你就很容易成功。虽然我从事小儿推拿已经有8年了，但是如果听说有一个好的小儿推拿店，我还是会过去看一看的，看它干得好的原因。所以有人问我为什么会了解这么多，原因就是我特别喜欢陌生拜访，只要是干得好的小儿推拿店，我几乎全去拜访。我在拜访过程中遇到了很多朋友，解决了很多的困惑，也令自己信心倍增。所以说，跟高手聊天和出门拜访是非常好的学习方法。

13 如何拜访别人的小儿推拿店？

如何在别人不认识你的情况下，你还能在别人的店里学到东西呢？我告诉大家两句话：一句叫“礼多人不怪”；另一句叫“嘴甜不吃亏”。

我开始开小儿推拿店的时候并不顺利，就想到有很多开店开得好的，我为什么不去拜访一下呢？然后我就去了。我去别人店里的时候几乎没有空着手去的，都会带一些家乡的特产。我家是安徽的，出产口子酒，我带着它就过去了。就用这一招，我去任何地方，老师都很乐意接见我，为啥呀？当然不是

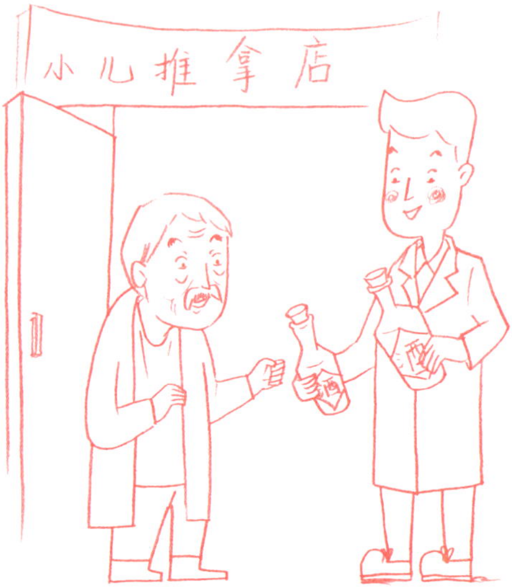

因为看中我的这点东西，而是觉得我是一个尊重别人、懂礼数的人，所以就愿意跟我聊几句。在这个聊天的过程中，我是抱着虚心求教的态度的；而作为成功者来讲，因为他也是这么一步一步过来的，跟你有着相似的经历，所以他往往会非常乐意讲他以前的故事。那么，在这个过程中，我们就逐渐认识了，甚至很多老师在后来都跟我成为很要好的朋友。这招就是“礼多人不怪”。

还有一句叫“嘴甜不吃亏”，嘴甜的意思就是说好听的。那么，怎么说好听的呢？你去一个店进行陌生拜访之前，首先要对这个店和他的主人有一个初步的了解，如果能更深入地了解就更好了。举个例子，比如你到我这里来拜访，你对我的了解越多，对你的拜访就越有利，因为如果你知道我擅长揉肚子，你来的时候就跟我聊揉肚子，那么我们很容易就有共同的话题了。这个就叫“嘴甜不吃亏”。

记住这两点，你做陌生拜访的时候就很容易。也许你已经成功了，去拜访过很多店铺，当有后学者到你店里拜访的时候，那么你要记得，之前是你不容易，去别人店里拜访，现在是别人不容易，来你店里拜访，不要排斥别人，你的接纳可以让小儿推拿这个行业整体往前走一步，这也就代表你往前走一步。所以说，不要怕竞争，他不会成为你的竞争对手，他只会成为你的朋友。

14 是否要做顾客记录?

我认为是应该做的。我是做新顾客记录和回访的，这样便于及时了解孩子推拿后的情况，尤其是特殊病例。很简单地做个档案就可以了，上面有孩子的出生日期、性别、年龄，家长的联系方式，以及孩子的病因病机等。一来，这能够促进我们与家长的沟通，及时发现问题，做好推拿后的指导或者纠正家长一些认识上的误区。二来，这也是对我们推拿疗效的一个反馈，有利于我们医师团队总结经验，提高业务水平。知道孩子在我们的帮助下康复，也是我们坚定从业信念、获得自身认可和成就感的一个重要途径。还有一个好处就是，对于接触的时间稍久点的孩子，通过查看档案，我能很了解他们的体质，我会告诉家长孩子易生什么病、应该注意哪方面的护理、该如何食疗等。

15 小儿推拿店的选址有什么要求？

开店的地址一般选在沿街的商铺，最好靠近幼儿园、游乐场等人流量比较大的地方，或者是大型小区门口。地方不需要太大，但广告牌要显眼。交通要便利，停车要方便。另外还有

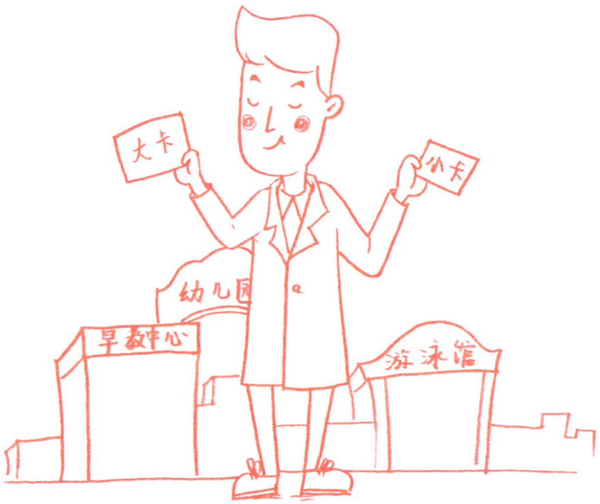

一点：不要怕店多，抱团取暖最好，店多了不是坏事，反而是大家都有饭吃。美食街就是个例子，孤零零的一家反而不好做。前期如果投入资金不多，可以先在小区门口开店，但是宣传一定要跟上，最好附近有幼儿园或者人流量比较大的地方。店的地址要好找，虽说酒香不怕巷子深，但也要考虑家长是否方便。现在老人带孩子的比较多，所以在大型社区也是不错的选择。

16 门诊量大的时候怎么办？

门诊量大是好现象。我不会因为人多而缩短推拿时间。我从业那么多年，有时候每天的门诊量有七八十个。但是并不是每个孩子都适合推拿，需要初步筛选，一般都是预约的时候就会先分一下。我以往的学员中有自愿留下来工作的，他们的技术也得到了家长的认可。一部分涉及保健的推拿就可以放心地交给他们去做。此外，还可以增加其他不费人力的项目，如艾灸、药贴，让等待的顾客先做其他项目来缓解等待推拿时的焦急情绪。可采用预约方法，一般就不会出现许多孩子挤到一个时间段里的情况。当然，也可以通过限号来限制人数。最不可取的方法就是缩短你的推拿时间和敷衍了事，一定要保证有质量的推拿。

17 有的孩子来推拿一次后就不来了，你怎么看？

这种情况也很正常。有些孩子来一次就不来了，并不是因为效果不好，而是因为家长觉得推拿一次就要几十块钱，一般还要推拿三次左右，还不如吃药便宜，那就不来了。这部分家长一是不舍得给孩子花钱，二是没有认识到药物的副作用，三是没有真正领会小儿推拿的原理。不过这样的家长以后还是有可能会来的。等孩子经常生病或病总是治不好时，他就能接受小儿推拿了。我的原则是服务好每一个小朋友，即使是只来一次的。

所以，你要先摆正态度，认识到这种事是很正常的，要用平常心来看待。更重要的是，要查找原因：有可能是因为家长不相信推拿，但大多数时候还是因为自己的技术不扎实。常常有这样的情况：特别是在最初开店的那些日子，恨不得来一个顾客留下一个，所以对每一位来店的顾客都印象深刻，顾客一不来，有的人就会反思到底是自己哪里出了问题。其实这是好事，应该时刻检讨自己的过失，看看到底是什么原因，避免下一次问题的发生。

当然，沟通也是一个很重要的因素。诚然，小儿推拿是疗效确切的，有很多孩子推拿一次即可以见到显著的效果。但是我们知道有很多问题不是一蹴而就的，需要一个过程。所以，与孩子家长进行良好的沟通，使家长能够明白这个道理，自然就能够得到家长的信赖了。此外，我们不应该局限在推推就完事了，推拿以外的日常调护、饮食调理也是重要的一环，这些都需要明确地告知家长。如果这些做得不到位，那么是会对推拿效果造成影响的。相反，如果我们的工作做到位了，我相信，大多数孩子和家长都会选择小儿推拿。

18 推拿师生病的时候给孩子推拿，效果会下降吗？

如果你生病了，你推拿的效果会不会受影响？很显然，会。为什么呢？有人说是因为推拿师生病时容易把身上的邪气传给孩子，所以效果不好。我认为这个说法完全错误。那我们应该怎么理解呢？很简单，当你生病的时候，你的体力是不支的，精神状态是不好的，力度、速度都不足，所以渗透力就会降低。简单点说，就是你生病了，你没劲儿，推拿效果就受影响了。所以说，生病的时候会比平时推拿的效果差一些。只有身体壮实，体力充足，推拿效果才会好。甚至有同行认为，做小儿推

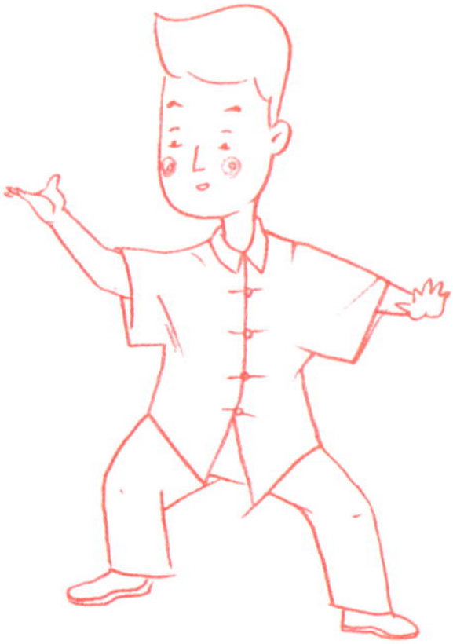

拿的人经常练练功，这样推拿的效果会比较好。在我的学生里，我发现一个比较普遍的规律：弹过钢琴的人，学习手法很快；平时经常做饭切菜的人，练习手法的时候手腕很柔和；喜欢跳舞的人，推拿的时候协调性很好。可见身体的协调能力好对你的推拿是有非常大的帮助的。如果你有时间，可以学习舞蹈，练练太极。这对你的推拿都是有很大帮助的，它们不仅会提高你的推拿技术，而且会让你身体素质和身体协调性变得更好，推拿起来更省力，推拿的速度更快，效果也更好。

19 小儿推拿辨证与中医辨证有何不同？

最近这些年，随着小儿推拿行业的发展，很多原来从事内科或者儿科的人逐渐转向小儿推拿，把小儿推拿原本很简单的辨证方式变得很复杂。今天我们就说说小儿推拿辨证和中医儿科辨证有何不同。

在说不同之前，我先说说相同点。小儿推拿和中医儿科都是中医的一部分，都有辨证，而是诊断疾病的方式也是一样的，就是望闻问切。

那么，它们的不同之处在哪呢？首先就是深度上的不同。我们以肺虚为例，肺虚在中医儿科里分为肺气虚、肺阴虚和肺阳虚。肺气虚就补肺气，最常用的处方是六君子汤；肺阴虚补肺阴，最常用的处方是沙参麦冬汤；肺阳虚补肺阳，最常用的处方是甘草干姜汤。一个肺虚就可以分很多证型，而每种证型的处方都不一样，所以你在辨证的时候除了辨别肺虚，还得进一步辨证出具体是气血阴阳哪个虚之后，你的处方才能够开出来。但这在小儿推拿里面就没有怎么难了。在小儿推拿里面，你只需要辨证到肺虚就可以了，不需要继续往下辨，再辨证也毫无意义。因为不管是肺气虚、肺阴虚还是肺阳虚，所采取的方法都是一样的，你只需要做补肺的工作就可以了，补完肺之后你的肺气、肺阴和肺阳都会升起来。补肺就很简单了，比如补肺经、补肾经、补脾经都可以起到补肺的作用。这就是“大道至简”。中医儿科的辨证跟小儿推拿的辨证比起来要求更精准、更复杂，如果辨证错误，疗效就会差很多。比如孩子肺气虚，结果辨证不准确，按照肺阴虚来开处方，那么效果自然就差了。所以，小儿推拿的辨证比中医儿科的辨证要简单很多，这就是很多人都说不管怎么推都能推出效果的原因，而且小儿推拿一学就能够学会。所以，我说有些人把小儿推拿从简单带到复杂，其实是毫无意义的。有朋友问我，是不是如果是脾阴虚是推右手的脾经，脾阳虚是推左手的脾经？其实这样区分毫无意义，只是画蛇添足。只要知道是脾虚，通过补脾，孩子的脾阴、脾阳就都上来了，不需要细分阴阳。这就是中医儿科和小儿推拿辨证的不同之处。

20 对于辨证学习，有哪些建议？

第一，辨证不要搞得太复杂。对于孩子的疾病，主要是先辨清寒热虚实，再结合脏腑辨证。此外，辨证准确和手法专业二者缺一不可，辨证离不开理论知识，更离不开理论和临床的结合。如果辨证差，除了可以自学理论外，还可以多在专业的临床老师身边跟诊学习。很多人不会辨证，觉得它难。这是为什么？最根本的问题在于对疾病认识不清。如果连什么是感冒都说不清楚，那还怎么辨别是属于哪种证型的感冒呢？

第二，很多疾病不是单一证型存在的，而是多个证型同时存在的。比如风寒感冒伴有脾虚腹泻，风寒感冒伴有心火偏旺。

所以，想学好辨证，就先把疾病弄懂，再了解多种证型。要学辨证，就得丰富自己的知识，知道各种证型，认识常见的小儿疾病。

21 小儿推拿对治疗什么病证最有效？

小儿常见病证基本上可以通过推拿治疗。特别是肺系病证和脾胃系病证，如感冒、咳嗽、哮喘、泄泻、呕吐、厌食、便秘、腹痛等，小儿推拿会有较好的效果。

22 推拿过程中，胳膊会特别累吗？

一般来讲，推拿过程中胳膊是不累的。我们脾胃派给孩子推拿的全部时间为10～15分钟，手穴、体穴并用，中间有放松身体的时间。手法的使用，各有技巧。推拿的时候，多用手腕发力，力度轻，频率快，相对比较轻松一些。当然，对于初学者，由于姿势不正确和紧张等原因，导致胳膊处于紧绷状态而感到比较累。小儿推拿也是全身骨骼、肌肉协调统一的运动，正确的方法应该是在比较放松的状态下推拿。要领为：呼吸均匀、沉肩坠肘。可理解为：均匀地呼吸，肩部关节放松、下沉，胸背撑开，并有意识地使两个肩胛骨向外横撑，有相合之力，在保持肘窝拧裹向上的同时，肘尖下垂，不可外翻。此外，平时应注重健身，能增强推拿效果。

小儿推拿是个技术活，熟能生巧，用巧劲儿不会累；再者，如果心态好、心情好的话，那么再忙也不觉得累。

23 做小儿推拿必须要有特色吗?

做小儿推拿不需要面面俱到，只需要在某一方面比别人强就可以了。有人会想，要想比别人强，那就在疑难杂症上做功课，比如治疗小儿疝气、白血病这些疑难杂症。但这些方面很难有大的突破。那么我们应该从哪些方面突破呢？其实很简单，就是在常见病证上做突破，比如感冒、发热、咳嗽、厌食、便秘、腹泻、夜啼等。有人说常见病没有技术可言，谁都会治，没有什么可突破的。真的没有什么可突破的吗？你现在摸摸自己的手，你真的有绝活吗？比如你知道吗，通鼻子就是个很好用的方法。外感疾病通鼻第一，不管是对于什么原因引起的感冒咳嗽，通鼻子的治疗效果很好。怎么通鼻子呢？就是在外感疾病的过程中，在孩子的鼻子内滴水，然后迅速搓揉鼻翼，使鼻子通气。这个方法对于治疗孩子的外感疾病效果非常好，这个就叫技巧。那么我们怎么提高自己的技巧呢？一个方法是自己去研究一些书籍。但是这个方法比较慢，民间有句话叫“读书三年，不如名师一点”。等你基础扎实后，可以跟其他老师沟通交流，学习很多技巧。所以我建议，当你的小儿推拿做到一定程度后，不是继续扩大你治疗的范围，而是在你原有的治疗基础上进行深化和优化。

24 做了小儿推拿还用吃药吗？

在推拿的过程中，许多家长都会问我要不要给孩子吃药。一般我会说病证减轻的话就不吃药，把决定权交给家长。其实很多时候，如果推拿技术好的话，推拿一次病证就减轻了。但有时候推拿效果取决于孩子是不是配合、体质好不好。要知道孩子的体质是决定病程最重要的基础。当然也可以根据辨证来考虑是否吃药。但是，千万不要把小儿推拿想成是与医院治疗相对立的。要客观地对待小儿推拿，我们应该与医院的治疗措施相配合，千万别为了留住客户而与医院对立。当然也会遇见不讲理的家长。他们有时候就需要有个肯定的回答，你说什么都不听，也不问什么病程，就问你几天能好、要吃什么药，或者什么药都不愿意吃，好像推拿能包治百病一样。

比如遇到孩子感冒咳嗽，听到他有哮鸣音，我会建议家长去医院做进一步检查。这是因为孩子的病情往往瞬间千变万化，我不会因为我的不好意思或是害怕无法留住客户，而延误孩子的病情。推拿后病情可能有多种变化：一是好转；二是有可能加重。这是因为影响疗效的因素有很多，如饮食的好坏、护理的全面与否、病原体的毒性强弱和机体抵抗力的强弱等。推拿的机理是提高机体抵抗力。如果病情加重，那么必须借助药物治疗。

25 喝牛奶会上火吗？

很多养生类节目会让家长睡觉前喝点热牛奶。那么，喝牛奶会上火吗？会。为什么？我首先问大家：喝母乳会上火吗？不会，因为母乳好消化。中医有句话叫“鱼生火，肉生痰”，吃难消化的食物就容易上火。喝牛奶为什么会上火？因为牛奶比较难消化，所以人喝了牛奶就容易上火。道理其实很简单：孩子的脏腑娇嫩，脾胃功能比较弱，孩子喝了牛奶之后，牛奶在胃里不能充分被消化，会有一部分积滞在胃肠里，发酵之后产生热量，这个热量就是我们所说的上火。所以说，难消化的食物吃多了容易上火，少吃则无碍。那牛奶能经常喝吗？当然能，只要控制好量，不喝多就不会上火。

26 小儿推拿的好搭档有哪些？

有的流派除了小儿推拿，对于发热和咳喘较重的孩子，一般会配合大椎和肺俞点刺、拔罐；对于厌食严重和饮食内伤而咳嗽的孩子，一般会配合点刺四缝；对于患咽部疱疹和扁桃体发炎的孩子，会配合点刺少商、商阳；对于患鼻炎和体质虚寒的孩子，会配合穴位贴敷；对于肠系膜淋巴结肿大的孩子，会配合艾灸神阙、关元；对于患遗尿症的孩子，会配合耳穴压豆等。

我们店里最常用的就是艾灸和药贴。艾灸对于许多外感寒证咳嗽的孩子治疗效果很不错，而且更容易让家长接受，因为艾灸本身除了有些气味以外很少有副作用，且不破皮，相当安全。人多的时候可以先给孩子艾灸，以免家长焦急地等待。脐灸对于成人也一样有效果也相对安全，对于补虚来说效果也不错。保健药贴作为中医的一大特色被传承延续至今，也容易让家长接受，效果也是广受认可的。

27 舌苔一侧薄一侧厚是为什么？

有些孩子舌头两侧的舌苔厚度不一样，一侧舌苔薄，一侧舌苔厚，这是为什么呢？这个现象其实是很常见的。这是因为孩子的咀嚼习惯不同，比如他经常用左侧来咀嚼，右侧的舌苔没有跟食物摩擦，所以右侧的舌苔就厚一些。

28 上午推拿和下午推拿有什么不同？

相信很多人都有这样的疑问。我是一个较真的人，就是喜欢把问题弄清楚，所以关于这个问题，我就曾做过对比。这里我可以明确地告诉你，我从事小儿推拿八年了，发现上午推拿跟下午推拿的效果没有区别，可以说是一丁点儿区别都没有！

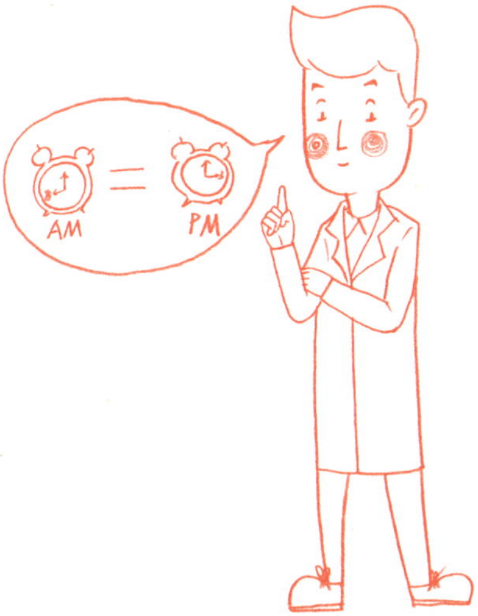

29 如何看待小儿推拿的效果?

我想任何一名做过临床推拿的人都曾遇到过这种情况：孩子来推拿后看起来没有效果，家长的信任度下降。这时我们不能乱了阵脚，不仅要辨证准确，还要找一下孩子的生活习惯有没有问题。我就曾经遇到一名寒性咳嗽的孩子，家长是抱着很大的希望来的，可是推拿了四次都没有见效。有一次推拿后我就问孩子吃了什么，孩子说吃了冰箱里的西瓜。这就是答案！还有一点是，我们切忌把话说满了。虽然小儿推拿的应用范围比较广，效果也比较好，但不是万能的，推拿后的效果与孩子的体质有很大的关系。如果孩子体质好，那么效果就会明显。

所以，我建议这么做：首先告诉家长病因、大致会出现的症状、疾病的病程、小儿推拿的思路及优势。然后根据孩子的情况而定，对于需要用药的，应让家长配合用药。对于病情分析不是很明确的，我建议先推三次，看一下效果，总结后再调整治疗方案。当然有些病单靠推拿是不行的，所以我们要加强学习，提高自己的医术。推不好的可以考虑用其他方法解决。儿科医生不只要给孩子“医病”，还要给家长“医心”，让家长对病情有所了解，不要乱用药，积极配合医生采取有效的方法。给孩子推拿，有时候欲速则不达，越想推好，反而越推不好。所以心态很重要，不能自满也不能自卑。一般我在推拿效果好的时候会对家长说推拿不是万能的，十次病，推拿能解决八次就已经很好了，剩下的两次去医院也不为过。家长也比较赞同这种观点，要知道，任何一种疗法都不是万能的，不是包治百病的。

30 睡觉露睛是怎么回事？

露睛就是指孩子在睡觉的时候眼睛闭不实，民间称之为“看家眼”。这其实是脾虚的外在表现，所以只要调理好孩子的脾胃，自然就不会露睛了。

31 小儿推拿保健的重要性有哪些？

很多人不了解小儿推拿的作用，认为看不到效果，所以不愿给孩子做推拿保健。其实，小儿推拿能给孩子调理脾胃、调和气血、改善体质、激活与调动其自身免疫力。我身边有很多这样的情况：有些孩子之前每个月准时去医院“报道”三四次，更甚者每个月进医院达十次之多，但是通过一段时间规律、系统的推拿保健之后，三个多月一次医院都没进！

目前青岛和大连的小儿推拿店遍地开花。亚健康调理已成为小儿推拿的发展趋势。大家开始明白，只有体质好才能减少生病，即使生病了，小儿推拿也有助于缩短病程！

我一直强调推拿不是重在治病，而是在调理。对于第一次来推拿的孩子，不管他有什么症状，我都会要求他至少连续推拿3天，之后每周1次或2次。但真正做到的能有几个？有很多人不理解为什么没病也要继续推拿。我跟很多家长解释，治病分三期：前期、中期都是通过按摩穴位把病邪排出体外，这里的病邪可以理解为病毒、细菌等致病因素，后期是通过按摩穴位增加正气，即增强体质，正气足了则邪不可干。可是很多家长觉得孩子好得差不多了，就不再来了，等下次不舒服了才来，还总是问为什么又生病了。“病来如山倒，病去如抽丝。”你觉得好的时候，其实邪气（病毒等）只是潜伏起来，伺机而出，所以请一定重视后期保健。可是有很多家长做不到这点，每次只是在孩子生病的时候才来推拿，有时候因为病位在表，推拿一两次后症状虽然消失了，但是如果下次病位在里，那么推一两次好不了，就觉得为什么越来越没效果。还是那句话：推拿重在调理，不是治病。希望大家都明白：小儿推拿的最高境界不是治好病，而是让孩子少生病，不生病！远离药物，远离病痛！治未病乃上策！！！

32 孩子咬指甲是什么原因？

孩子咬指甲有两种原因：第一种是异食癖；第二种是习惯。

一般来讲，孩子如果咬完之后把指甲咽下去了，多数是异食癖。西医认为，这跟身体内缺乏某些微量元素有关，所以要查孩子的微量元素水平。但是这个方法一般是不准的。对于这种情况，小儿推拿会怎么办呢？一边调脾胃，一边补锌。有人说：“补锌我可以理解，但为什么要调脾胃呢？”因为中医里面有一种说法，叫“缺锌缺钙儿常见，调理脾胃是优先”。

如果孩子咬了指甲之后不会把它吃下去，会吐出来，那

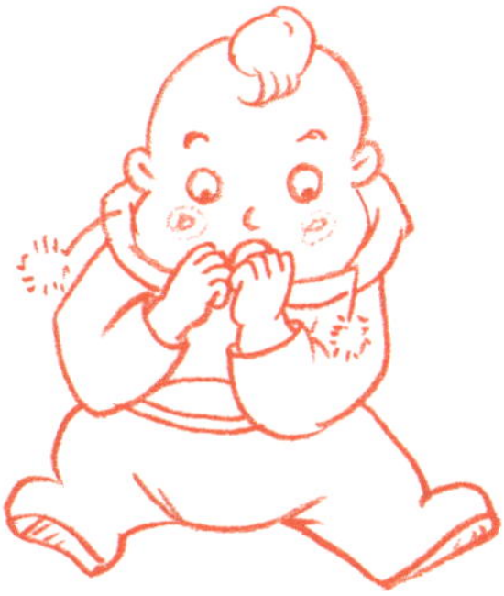

就是咬指甲的习惯。有人问："孩子为啥会有这种咬指甲的习惯？"孩子的习惯有很多，比如他喜欢抓耳朵，咬东西。一根木棍、一支笔、一根筷子等，他都会放在嘴里咬，当没有这些东西的时候，他就会咬指甲，指甲稍微长出来一丁点儿，他就会咬。这有点类似于成年人的强迫症，他受不了这个东西，一长出来他就要把它给咬下来。

所以说，判断孩子咬指甲的原因关键看看他吃与不吃指甲。如果是习惯造成的，就勤帮他剪指甲，指甲稍微长一点就帮他剪掉，只要经常剪，他就咬不着，咬不着之后，他慢慢就会把这个习惯改掉了。

33 小儿推拿需要专用椅吗？

我从事小儿推拿这么多年了，对此我有很深的体会。刚开始从事小儿推拿的时候，我的座椅是没有任何讲究的，有什么椅子我就坐什么椅子，有时候甚至坐在床上给孩子推、站着给孩子推。但其实，选择一把合适的椅子是非常重要的。这把椅子要具备什么特点呢？

第一，这把椅子要有靠背。推拿时，靠着椅背可以使你的背部充分放松。当你推拿完一个孩子的时候，你还可以靠在椅背上休息。但如果你是坐在凳子上的，时间长了就容易出现腰肌劳损。很多干小儿推拿的人都会有腰疼的毛病，这是为什么呢？因为他们的座椅没有靠背。所以说，你坐的椅子最好是后面有靠背的，靠背前再专门放一个垫子就更好了。在这里我顺便提一下，我发现很多同行喜欢弯着腰推拿。这是非常不好的习惯。弯着腰推拿时，后背的肌肉会非常紧张，特别容易引发腰肌劳损。我自从使用有靠背的椅子后，腰疼就减少了。

第二，最好不要选择硬面的座椅。中医认为，“久立伤骨，久坐伤肉，久卧伤气，久行伤筋”。坐的时间长了，会导致臀部的肌肉疼痛。这样的感觉非常不好，所以说凳子的面最好是软的。但是也不要选择皮面的，因为皮面的不透气，容易热，选择网面的好一些。

第三，因为孩子在推拿的过程中往往是不太配合的，所以你的座椅最好是能移动的。这个移动包含两个方向：一个是水平移动，一个是上下移动。水平移动就是座椅底下带轮子，可以来回划动。当孩子体位变化的时候，你可以很轻松地随着他移动。上下移动就是座椅的高低可以调换。这种移动可以使你的身体，尤其是胳膊放松。变换不同的姿势有利于身体的放松，经常变换体位比一直一个体位强很多。很多小儿推拿师就是因为没有选好座椅而导致腰肌劳损，从而患上职业病。如果你打算从事小儿推拿的工作，我建议你一定要选择一把好座椅，一次投入，将终身受益。

34 每次推拿多久效果最好？

孩子的病证不同，推拿的时间就不同。以炒菜为例，炒一盘菜需要多长时间？不一定，对吧。那么，小儿推拿的时间也不是都一样的。那就没有一个大体的时间范围了吗？有。一般来讲，小儿推拿的有效时间为3～60分钟。推拿时间过短，推拿效果会不稳定。我曾经试过把推拿的时间缩短，发现推拿效果确实会降低。也就是说，推拿时间尽可能不少于3分钟。但是如果推拿时间过长，也有弊端，即所谓的“过犹不及”。时间过长，孩子会哭闹，效果会不理想。也就是说，给孩子推拿的时间不要过短也不要过长。但是具体推多长时间不是绝对的，比如外感疾病，你可以把推拿时间相对缩短一些；内伤疾病推拿的时间则要相对长一些。就脾胃派小儿推拿而言，孩子咳嗽感冒时，可以推10～15分钟；孩子便秘时，可以推25～30分钟。如果孩子病情过重，可以一天推两次。其实你会发现小儿

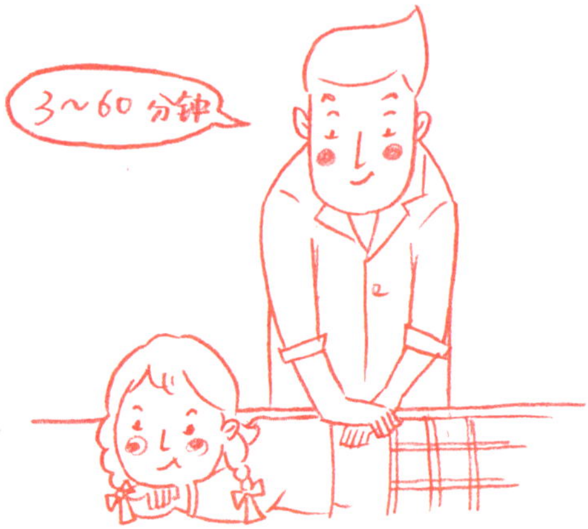

推拿虽然流派众多，但是大家有一个共通点：单次推拿时间长的，往往一天推拿一次；单次推拿时间短的，往往一天推拿两次甚至是三次。所以说，不要光盯着推拿时间，不同的疾病推拿的时间略有不同。此外，随着你的手法逐渐熟练，推拿时间也可相应缩短，但是刚开始学习的时候最好不要缩短时间，否则推拿的效果得不到保障。

35 各个流派每次推拿的时间是多久？

每个流派的推拿时间有所不同，具体如下：三字经派30～60分钟，孙重三派30分钟，张汉臣派30分钟，盲校派

3～15分钟，捏脊派30分钟，脾胃派10～30分钟，海派30分钟，湘西派30～40分钟。

36 推拿穴位有先后次序吗？

小儿推拿的选穴有很多，先推哪个穴位后推哪个穴位有讲究吗？怎么推拿效果会比较好？我的答案是，推拿是讲究先后次序的。但是讲究先后次序的目的不是提高临床效果，而是减轻孩子的不适感，争取让孩子配合。也就是说，推拿的时候，将一些只需轻揉的穴位或疼痛程度比较小的穴位放在前头，将需重推或疼痛程度比较大的穴位放在后面，这样的话孩子会更好地配合我们。举个简单的例子，我们出去聚餐，点了四个菜一个汤，你说先吃哪一个？我想没什么讲究吧。一般我们是先吃菜后喝汤，但先喝汤后吃菜行不行？也行。一般我们习惯先推不疼的穴位后推疼的穴位，你说我先推疼的穴位可以吗？当然可以。我发现很多小儿推拿师对这比较迷茫。为什么迷茫呢？就是因为把小儿推拿想得过于复杂了。现在有的老师很不厚道，故意把简单的东西弄得很复杂，增加大家学习的难度，以体现自己的价值。如果跟着这样的老师学习，学生会越学越迷茫。其实小儿推拿很简单，希望大家不要把它神化了，不要把它弄得太复杂。小儿推拿是起源于民间的一种外治疗法，过于复杂的技术对传承是不利的。

37 小儿推拿有哪些“牛角尖”？

什么叫钻“牛角尖”呢？就是很多人把小儿推拿想得过于复杂了，把孩子的问题想得过于详细了。举个具体的例子，曾经有学生问我：“老师，我发现孩子发热的时候食指是比较热的，大拇指不怎么热，这个代表什么？”“老师，孩子左耳朵发热、右耳朵不热代表什么？”“左脸热、右脸不热代表什么？”“孩子肚皮一会儿热、一会儿不热代表什么？”“孩子晚上12点咳嗽跟凌晨3点咳嗽有什么区别？”对此，我想说在诊断的时候，你要知道什么是主干，不要被细枝末节所缠绕，我前面举的这些例子就是被细枝末节所缠绕了。过分在意细节，这个就叫钻“牛角尖”。比如小儿发热时过分关注是食指发热还是大拇指发热这些细节是没有什么意义的，应该看体温。看病时首先要抓住主要的几点，比如饮食、睡眠、“二便”（大小便）和精神。如果是发热，那要看体温。如果是咳嗽，那要看他一天咳嗽的频率，而不是在几点钟咳嗽的。很多人被子午流注所困，但子午流注本身只是一种学术研究，并没有很有效地运用于临床，而且准确性也没有那么高。在看待孩子问题时，一定要抓住主干，以主体为主。孩子只要能吃、能睡、能玩，问题就不大。

38 你是书呆子型的小儿推拿师吗？

小儿推拿的流派有很多，每个孩子的情况不同，选取的穴位也不同。学小儿推拿不能做书呆子。每一位推拿师的手型不一样，力度不一样，身材也不一样，那么推出来的手感也是不同的。做小儿推拿非常讲究“顺滑得气感”，一气呵成。如果按揉某个穴位的临床效果不佳，那么你完全可以舍弃不用。我

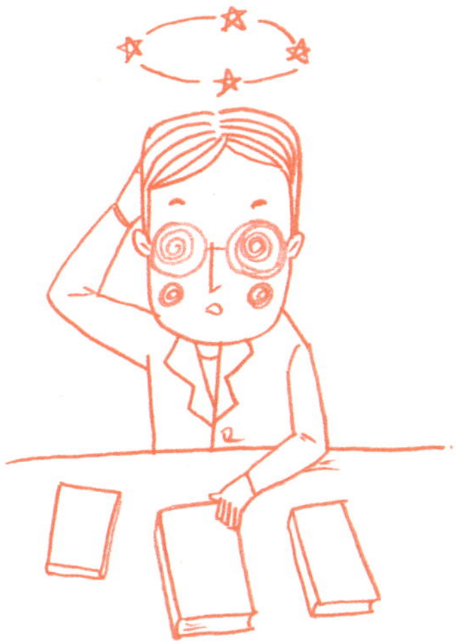

们应该具备的心态就是好用的我留着，不好用的我舍弃。这虽然会使你应用的操作技术的数量变少，但是质量会越来越精。所以，学小儿推拿要有做减法的心态，就是刚学的时候可以学很多、很广，但是你要逐渐将这些内容放到临床中打磨，不好用的就减掉。有人说："我看别人运水入土治疗便秘挺好用的，但是我为啥用不好呢？"可能是因为别人的手型、力度更适合。学习小儿推拿不能做书呆子，一定要活学活用。这样你掌握的知识就会越来越贴近实践，越来越精炼，而不是死的理论。所以，学习小儿推拿要学会做减法。不好用的不要勉强，把好用的留下来，这是我们应该抱有的心态。

39 推拿过程中，推拿师会被传染吗？

相信很多人有这样的体会，孩子在上幼儿园之前很少生病，上了幼儿园之后就很容易生病，这是为什么呢？其结果是交叉感染造成的。家里的环境比较单一，病菌单一；而幼儿园里孩子比较多，交叉感染的概率就比较高。为什么孩子在上小学、初中、高中的时候就不像上幼儿园时一样容易生病呢？一是因为孩子的体质增强了；另外一个最主要的原因是孩子长期生活在一个环境里，他已经适应环境了。

那么我们呢？我先说一个我自己的经历。上大学的时候，我体质特别好，一年都不会生病，但是2008年刚进医院那会儿，我几乎每个月生病一次。这种情况不止发生在我一个人身上，我们班几乎所有的同学都面临一样的问题：只要在某个科室待的时间久了，就会生病。为什么呢？因为环境改变了，也就是说新的环境跟你平时所生活的环境不一样，你的身体需要适应一段时间。如果这个环境里的病菌特别多，那么情况就更严重。我刚到医院实习那会儿，老师就跟我们说："你们刚进医院，要做好防护措施，因为医院的病菌比较多，人在医院里面被感染的可能性是非常大的，但等你们适应了这个环境，以后即使再去别的医院，也不太会有事。"

当人来到一个新环境，一下子不适应，就容易生病。做小儿推拿师也是一样，刚开始做的时候，有一段时间你会经常生病。生病的原因就是你天天跟生病的孩子待在一起，容易被传染。之后，随着你的体质逐渐增强，免疫力逐渐提高，再遇到类似疾病就没事了。另外，有小儿推拿师说推拿之后总会胳膊疼、腰疼。其实，这大多跟姿势不当有关。推拿时的坐姿、胳膊的摆放位置是很有讲究的。经常有家长跟我说："我在家里给孩子推拿时经常感觉很累，推20分钟就累得不行了，你推的时候不累吗？"事实上，我也会累，只是没有家长累得厉害，因为我会使用巧劲。所以从事小儿推拿一定要有好的推拿姿势，这真的很重要。比如，坐的椅子后面要有靠背；肩膀要经常挺一挺。沉肩垂肘掌虚指实，是老一辈医家对推拿师的要求，都是经验之谈，因为它们可以起到保护作用。

40 作为小儿推拿师，应具备怎样的心态？

先讲个故事：有个人在路边采了一些蘑菇，担心蘑菇有毒，不敢吃，但是又觉得扔了可惜。于是他就烧了一锅汤，把邻居家的一条狗牵过来，给狗盛了一碗汤喝，小狗喝完后就回家了。他看小狗没有事，就把剩下的蘑菇汤喝了。过了一个小时，邻居跑过来说："不好了，我家的狗死了！"这个人就特别害怕，赶紧跑到医院去洗胃灌肠解毒。邻居过来看他，他问邻居狗死得惨不惨。邻居说："我的狗死得特别惨，被车压死了。"这个人犯了什么错误？他错在没有问清楚小狗的死因，过于着急。

我再讲一件我遇到的事情。有个朋友问我："老师，我昨天下午推了一个咳嗽的孩子，晚上他妈妈给我打电话说这个孩子吐了，是不是跟我推的哪个穴位有关？"两者一定有关系吗？他有没有可能是推拿完之后在回家的路上着凉了？或者是晚上吃东西吃快了？或者是说话的时候呛着了？很显然，都有可能，对吧！

那么也就是说，当孩子出现症状的时候，应该先问清楚再说。有些推拿师因为孩子推拿完之后出现了一些症状，就担心是自己推拿推错了。前几天我推过一个拉肚子的孩子，推拿当晚他爸给我打电话，说孩子肚子疼得厉害。各位，如果换成你，你会怎么想？是不是想这是自己推拿不当导致的？当时我的想法是存在两种可能：一种是我推拿不当；还有一种是有特殊情况。我没先把责任往自己身上揽，而是问他孩子肚子疼前发生了什么事。他说："下午，孩子的姥姥带他去吃了肯德基，还喝了一杯凉可乐。吃完之后孩子就肚子疼，是不是受凉了？"我说："是！晚上回家拿暖水袋暖暖肚子就可以了。"所以说，作为小儿推拿师，我们应牢记自己的责任，但如果孩子一有症状，就把责任往自己身上揽，说明自己的心态还非常不成熟。

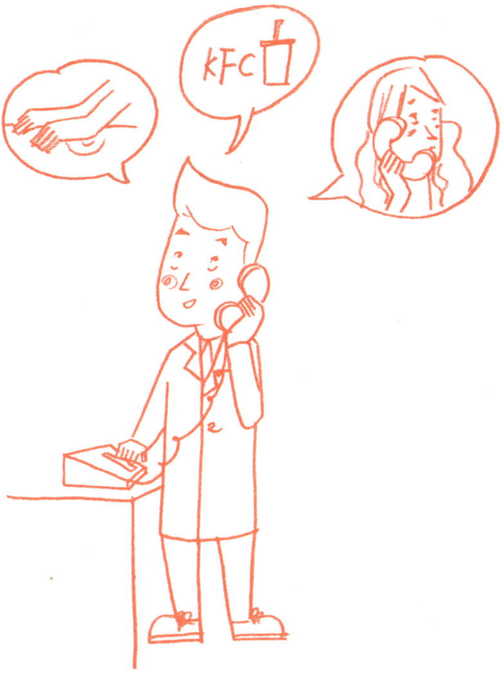

41 影响小儿推拿的因素有哪些？

推拿的效果跟哪些因素有关呢？有以下几种。

第一，推拿师的诊断水平。打猎的时候需要瞄准，只有瞄得准，才能打得中。诊断也是这样，如果不能把疾病看透，不能诊断出疾病的类型，那治愈疾病的可能性就非常低。也就是说，如果你的诊断错了，你的治疗就不会有效。

第二，手法。推拿有没有效果跟手法好不好关系非常密切。诊断对了，手法好，推拿效果就会非常好；诊断对了，但手法不好，推拿效果依然不好。手法是小儿推拿的基础。我一直强调效果的好坏跟手法的好坏有关。想推拿效果好，手法必不可少。诊断正确、手法到位，是保证效果的前提。

第三，疾病的性质。疾病的性质不一样，治疗的难度不一样，推拿的效果就不一样。比如，拉肚子很容易推好，咳嗽很难推好，为什么？这跟推拿水平有关吗？有，但最主要的还是由于疾病的性质不同。再举个例子，感冒的治疗难度和便秘的治疗难度哪个大？很显然，便秘的治疗难度更大。所以说，疾病的性质也是影响推拿效果的一个重要因素。

第四，病情。也就是说，疾病的发展阶段也是影响推拿效果的关键因素。举个简单的例子，有个感冒发热的孩子，生病第一天就来找你，可能需要推拿两三天才会好，但是若孩子已经发热两天了，那么也许只推了一天就好了，所以说“好运的医生治病尾，倒霉的医生治病头”。大家可以仔细揣摩这句话的意思。

第五，孩子的体质。孩子疾病的痊愈速度跟孩子的体质强弱有关。生活中我们发现有这样一类人，他们不管得了什么病，都很容易扛过去，而且得病的概率也比较低。但是还有另一种人，只要别人生病，他就跟着生病。前面这种人就属于体质强的；后面这种人就属于体质弱的。体质强的人得什么病都恢复得快，为什么会这样呢？因为正气足，邪不可干。而对于体质弱的人，则是邪之所凑，其气必虚。也就是说，想让孩子少生病，提升孩子的正气是关键。我发现，在其他条件都一样的情况下，身体素质好的孩子一推就好，身体素质不好的孩子需要推很长时间才能好，这跟我的诊疗水平没有关系，而是跟孩子的体质有关。这也是为什么我们一直强调预防疾病比治疗疾病更重要。平常预防的关键就是把孩子的体质调到最佳状态。

第六，用药情况。民间有句话叫“有病没病吃小药，正当病时失疗效”。这句话是什么意思呢？经常吃药的人，当生大病的时候吃药的效果就会明显减弱。你会发现，有点小病就去打针输液的孩子，生病时不打针输液就不容易好，而且需要的药量会越来越大。我和我妻子都是学医的，生病了会先进行自查，在判断为不是一定要吃药的情况下就尽量少吃药，靠自身的免疫力去抵抗疾病，在抵抗疾病的过程中，我们的身体素质就会增强。孩子也是一样，如果每次生病都得靠药物，那么他自身抵抗疾病的能力就得不到锻炼。所以，我建议家长在孩子生病的时候可先观察，在确保孩子情况稳定的基础上再选择是否用药，或者结合一些物理治疗（如小儿推拿），尽可能少用药物。但请注意，我不是说坚决不用药，而是不到关键时刻尽量不用药。

第七，家庭护理。家庭护理在疾病恢复过程中起着非常重要的作用。我经常跟家长说护理是治疗的延伸，正确的家庭护理可以使小儿推拿的效果事半功倍。反过来讲，如果护理不当，会让推拿效果大打折扣。那么家庭护理应该怎么做呢？作为小儿推拿师，家庭护理知识是必须要掌握的。有人说："我是小儿推拿师，又不是小儿护理师，家庭护理跟我没有关系。"事实上，推拿效果与家庭护理密切相关。作为小儿推拿师，了解孩子生病时的护理要点，同时教给家长，让家长贯彻执行，你的推拿效果自然会事半功倍。

42 推拿时孩子"哭闹"怎么办？

我实习的第一个科室是内科，而内科对面就是儿科。我们内科门诊经常是静悄悄的，而对面的儿科门诊从早到晚都传来孩子的哭声。孩子一看到穿白大褂的就哭，甚至到医院附近就哭，为什么？不是因为疼痛，而是因为害怕。其实小儿推拿也是一样的，多数孩子哭闹不是因为疼痛，而是因为害怕——怕见陌生人，怕被陌生人碰。那我们应该怎么办？首先要明白，孩子打针吃药输液会哭，那推拿时哭不也是很正常的嘛。而且孩子在哭闹的时候肺会剧烈收缩，在一般情况下会增强肺功能，对孩子的生长发育是有利的。所以，小儿推拿师要用平常心面对孩子的哭闹，不要着急。其次，可以用一些引导办法来减少孩子哭闹。引导的方法有很多。第一个是吃，比如吃安抚奶嘴、喝母乳、喝水、吃磨牙饼干等来缓解孩子的紧张情绪。第二个是看，比如看动画片、看书

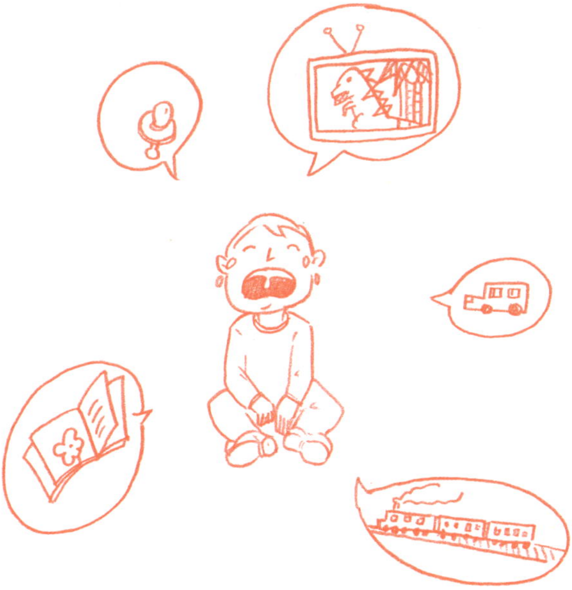

都可以。我店里就经常播放一些动画片，在推拿过程中分散孩子的注意力，他们自然就不会哭了。第三个是玩，比如在店里放一些玩具，如小火车、小汽车、能响的小玩具等，这些玩具能够转移孩子的注意力，减少孩子哭闹。这几个方法我们在临床上用得很好，但是不得不承认对于一部分孩子，用转移注意力的方式不管用，那我们应该怎么办呢？就像上面讲的，不要怕孩子哭，孩子哭很正常也很常见，可以直接推拿，坚持推两三次甚至一周，孩子就不再哭了，因为他已经和我们熟悉了。

43 舌苔为什么会厚？

有些家长会问我：“孩子的舌苔偏厚是怎么回事？”首先，大家对舌苔要有一个了解。人为什么会有舌苔？中医上讲，舌苔是由胃气所生。什么是胃气？就是胃内的水谷之气。《黄帝内经》载：“谷入于胃，胃气上注于肺。”胃中水谷越多，胃气越盛。即当孩子饮食过多或消化不良时，胃气就盛，舌苔自然就厚。所以说，当孩子舌苔增厚了，首先考虑胃肠的问题。有人会说，孩子在感冒的时候舌苔也会变厚，这是为什么？中医认为五脏六腑为一体，所以当感冒的时候脾胃的功能也会受影响，消化运化的速度就会减慢，如果吃得仍和平时一样多，就会出现舌苔变厚的表现。所以说，舌苔变厚是病邪入里的表现，是脾胃出问题的表现。

44 推拿是怎么除病根的？

在讲病根之前，我先说些生活中常见的现象：有的成年人稍吃得不当就会胃疼或腹泻；有的人一受凉就容易打喷嚏。成年人肺的功能、脾胃的功能都已经发育健全了，为什么受到一些微小的刺激以后还会打喷嚏、腹痛或者腹泻呢？其实细细分析，多数是因为他们小时候肺、肠胃受过损伤。比如小时候有过腹泻长时间不好或者反复腹泻的情况，这些病会对身体造成损伤，形成病根。中医认为，脏腑一旦受损，之后的治疗难度就会很大。所以说，成年人的胃炎、肠炎和鼻炎都很难治，原因就是小时候留下了病根，导致疾病的病程比较长。那么怎样才能让他不得胃炎、肠炎或者鼻炎呢？其实很简单，就是在他小时候就把这些疾病彻底治好。比如，孩子拉肚子了，治疗时不要见好就收，一定要彻底治愈；孩子积食了，一定要及早发现、及早治疗；孩子流鼻涕，一定是先把流鼻涕的症状改善了，然后按疗程治病根。一般而言，孩子十岁前身体的许多器官还没有发育成熟，所以认为从孩子出生到十岁是治疗的最佳时期。这个时候如果治愈疾病，就不会留下病根，成年之后就不容易得一些慢性疾病；相反，如果在小的时候没有彻底治愈，大了就容易得一些慢性疾病。因此，不管你是小儿推拿师还是家长，孩子的病一定要彻底治愈，而孩子越小越容易彻底治愈，等他长大之后再治，难度就会大大增加。

45 “攒肚”是怎么回事？

有朋友问我：“有个孩子七八天排便一次，算不算便秘？”我问的第一句话就是这个孩子多大了。孩子当时3个月。他表示很惊讶，因为我是第一个问孩子多大的人。我问了第二个问题：“孩子是母乳喂养还是奶粉喂养？”他说是母乳喂养。我又问第三个问题：“孩子排便费力吗？大便干吗，有没有出血？”他说排便不是很费力，大便不干也不出血。根据这三个信息，我就确定这个孩子肯定不是便秘，而是攒肚。为什么会攒肚呢？攒肚是一种生理现象。因为母乳里含有的营养成分容易被孩子吸收，所以产生的粪便比较少，孩子好几天才需要排便一次。攒肚不是病，压根不需要治疗。如果家长看着实在觉得难受，可以给孩子做太极摩腹，促进孩子排便。但是这样做的意义不大，即使这次排了，下次还会攒肚。加了辅食以后，攒肚自然就不存在了。

46 上火是什么原因引起的？

很多人对上火不是很了解，常会把病证归结为上火。这种做法是不对的。我们首先要了解孩子为什么这么容易上火，常见的火有哪些。肝火、心火、胃火、大肠火，这些都叫火。对

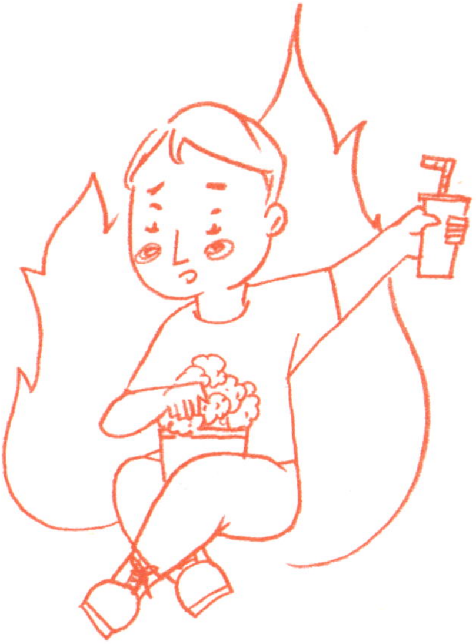

孩子来讲，肝火、心火很少见，即使有，也是其他原因导致的肝火和心火。对于这两种火，针对病因治疗就可以了。最常见的就是胃火和大肠火，其原因简单来讲就是病从口入，孩子的火气多数与饮食有关。那么有了胃火和大肠火应该怎么治疗呢？有火就清肺，这叫“扬汤止沸”。但如果清不了，火就会继续存在，那么如何才能把火气彻底去掉呢？对于胃火和大肠火，最有效的去除方法就是通六腑。六腑通畅了，火邪可自大便、小便排出去。同时要保持胃肠的通畅，通畅胃和肠的方法就是摩腹、清胃、清板门、清大肠。从家庭护理上来讲，就是要少吃油腻多喝水。所以说，孩子上火了，我们可以从两个方面去做：一个是推拿，一个是护理。推拿不要扬汤止沸即止，而应釜底抽薪。

47 孩子磨牙是怎么回事？

以前经常会有这样的情况：当孩子磨牙的时候，大人就认为他肚子里面有虫了，会给他吃宝塔糖，即打虫药。孩子磨牙就代表肚子里有虫吗？显然不是，随着卫生条件的提高，真正有肠道寄生虫的孩子很少。那孩子为什么要夜间磨牙呢？因为孩子脾胃出问题了，肚子里有食物没有消化，而牙齿磨动的过程中会分泌大量的唾液，这些唾液有助于消化。简单的理解就是胃里的食物没有完全消化，孩子就用磨牙这个动作来帮助消化。所以说，如果孩子一段时间内夜间磨牙比较频繁，说明孩子那段时间内吃的食物比较多，超过了他的消化吸收能力，脾胃受损了。

还有一点要说明，白天磨牙不属于病态。白天磨牙多数与长牙有关，牙齿发痒，孩子就喜欢咬东西。

48 手脚热与手脚凉是怎么回事?

中医上讲："四肢为诸阳之本，掌中热者腹中热，掌中寒者腹中寒。"也就是说，手掌、脚掌是内脏的反应点。如果内脏比较热，那么手心、脚心也就会比较热；如果内脏比较凉，那么手心、脚心也就会比较凉。我们都有这样的生活体会，当我们吃凉东西的时候，我们的手心是发潮的，并且比较凉；如果吃东西吃快了，那么我们的手心就是热的。实际上，孩子的情况基本上跟我们大人是一样的。如果孩子手心、脚心经常发热，喜欢把手心、脚心放到凉的地方，就说明孩子的肠胃比较热。有的孩子哪里凉就喜欢抓哪里，门把手凉就喜欢抓门把手，水龙头凉就喜欢用手抓水龙头，晚上睡觉的时候枕头下面比较凉，就喜欢把手伸到枕头下面去，不喜欢穿鞋子，喜欢光着脚，哪里凉就喜欢踩哪里，手脚热乎乎的……这些就是脏腑热的表现。如果手心又热又干，那么往往预示着肠胃有热邪而没有湿邪。这些孩子往往会有便秘、大便偏干的情况，还会有口臭，舌苔黄厚。如果孩子的手心又湿又热，那么说明孩子的湿热比较重，这时孩子的大便往往非常黏。什么状态下的手心、脚心才是正常的呢？我们知道，手脚距离心脏比较远，那里的血液循环慢，所以手心、脚心微微发凉是正常的。

49 舌尖红、舌质淡白是上火吗？

我们把这个问题分开来看。首先说舌尖红，说明心火旺。引起心火旺的原因常见的有三种：第一个是情绪不畅；第二个是外邪入里化热；第三个是没睡好觉。如果这个孩子舌尖红，我可以告诉你，这个孩子肯定没睡好觉。然后来看舌质淡白为什么会伴有舌尖发红。这其实很好理解，舌质淡白多数是属于寒邪入里或脾胃虚寒。但不管是寒邪入里，还是脾胃虚寒，都会导致睡眠不好。我们临床上常见有的孩子在拉肚子期间舌质白、舌尖红。之前我就纳闷：这明明是吃凉东西造成的腹泻，但哪来的心火呀？后来我找到原因了，是因为拉肚子，肚子不舒服，导致睡眠不好，引起心火偏旺，才令舌尖这么红。对于这类情况，我们要分清标本，心火旺是标，寒邪入里或脾胃虚寒才是本，推拿时要先治本，把寒治好了，肠胃就好了，睡眠就好了，心火自然就下去了。

50 小儿推拿时能不能给以降温处理？

很多朋友问我："有些孩子推拿完体温就降了，有些孩子不降反升了，这到底是为什么呢？"这是因为他们的认识出现了问题。他们认为推拿后体温必须得降，只有这种结果才是正常的。实际上不是这样，因为中医讲究治本，不是把烧退了就表示把病治好了。小儿推拿退热的作用原理不在于降低孩子的体温，而在于缩短发热的时间。推拿后不管是体温降低还是体温升高，都很正常。我做了八年小儿推拿了，发现推拿完之后体温降低的孩子和体温升高的孩子几乎是各占一半。缩短病程，才是小儿推拿的作用所在，这是药物达不到的。服用药物后体温会降低，但病情常会反复，病程不会缩短。

51 寒包火该怎么治疗？

寒包火其实就是中医所讲的外寒内热，外寒是标，内热是本。中医治疗时秉承的原则是急则治其标，缓则治其本。所以对于寒包火，应先去寒，寒证去了之后再清热通便以去火。

52 发热就是热证吗？

如果你以为发热都是热性的，那么你的诊断就会出现非常大的纰漏，因为风寒也会导致发热，而且发生的概率比较高。比如风寒感冒的时候会发热，但这个发热是寒性的发热。这个时候推的穴位应该是上三关，退六腑的效果就不会很好。那么热证会不会导致发热呢？也会。比如风热感冒的时候会发热，肠胃火盛会导致发热，积食也会导致发热。对于热性的发热，就适合采用退六腑的方法。也就是说，孩子发热不一定是热性疾病导致的，也可能是寒性疾病导致的。如果是寒性疾病导致的，就要寒者热之，选取热性的穴位治疗；如果是热性的疾病导致的，那么就应该热者寒之，选取寒性的穴位治疗。

发热只是个表象，要找到发热的原因，才能对症取穴。一般发热多由外感、内伤、情绪化火与积滞生热引起，只要找到原因，虚实寒热还不好分辨吗？

53 什么是高热惊厥？

说起发热，不得不提一个词——高热惊厥！我有好几个朋友都对高热惊厥心有余悸，其中有俩朋友改行了，就是因为孩子在推拿后出现了高热惊厥。我做小儿推拿这么多年，前些年经常遇到这种孩子，但这些年遇到的就比较少了。为什么呢？难道是因为孩子的体质变好了？或者是因为现在的外部气候等变化了？都不是。那是为啥呢？因为现在的小儿推拿师和家长意识到一个关键点——38.5℃。我刚开始做小儿推拿的时候，经常有人跟我说："发热就是打仗，也就是正气与邪气交战，这个时候孩子的体温会持续上升，这是好事，体温38℃时不要管，39℃时不要管，40℃时还是不要管。"但当体温真到了

41℃，你想管的时候，怎么了？孩子抽筋了，这时你想管也来不及了。所以说，以前小儿推拿界屡屡在两个方面出事：一个是孩子肺炎；另一个就是孩子高热惊厥。有些小儿推拿师心里是非常纠结的：如果在推拿后不让孩子吃药，心里觉得不踏实，为啥啊？怕孩子会发生高热惊厥；如果让孩子吃药，又觉得说不过去，家长们会不会认为“都推拿了，干嘛还吃药？那还要推拿干嘛？”所以说，这就是小儿推拿师没有把自己的位置摆清楚。

我们先来了解下高热惊厥的原因，孩子在发热的时候，大脑的耗氧量比平时大很多，但是孩子的血管比较细，提供的氧气不够用，于是出现突然的昏厥抽搐。这时候应该怎么办呢？可以给孩子吸氧，也可以通过给孩子降温来降低耗氧量。这两种方式都能够有效预防高热惊厥的出现。可是一般在家里吸氧不现实，家里不可能有氧气瓶，对不对？所以家里可以做的就

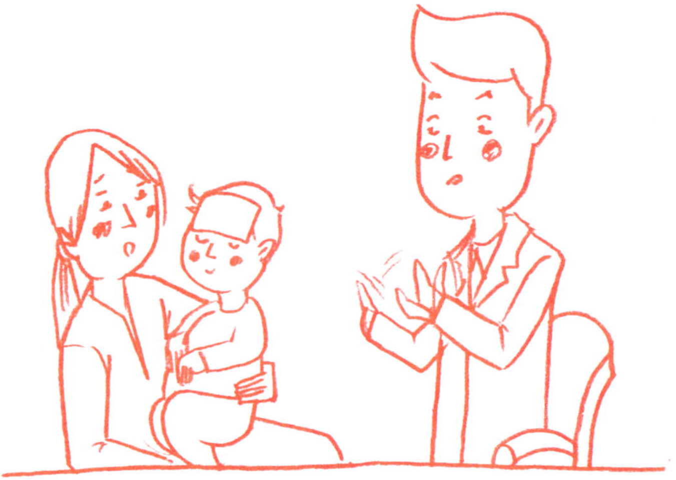

剩下一个了——降温。要知道高热惊厥是有前提的，就是只有在高热的情况下才会出现惊厥，普通温度下是不会出现惊厥的，所以预防高热很关键。如果孩子的体温超过38.5℃，应该马上进行降温处理，如服用退热药。推拿的目的不在于降低体温，而在于缩短发热的病程。

那高热惊厥会怎么样呢？孩子如果出现过一次惊厥，以后再出现惊厥的概率就会明显增加。比如，这个孩子这次是在39.5℃时发生惊厥的，下次只要体温在39℃左右时就很容易出现惊厥，而且发生惊厥时的体温会越来越低，再下次可能只在38℃多一点、甚至38℃时就发生惊厥了。

54 怎样规避高热惊厥？

对于发热的患者，无论体温是多少，一定要询问有无高热惊厥史。

对于未发生过高热惊厥的患者，当其在发热状态下来推拿时，如果体温在38.5℃以上，伴随精神不佳或手脚冰凉，首先需积极进行退热处理。对于曾经发生过高热惊厥的患者，要先问清次数、最近一次的体温，要在体温低于上次惊厥时的体温时就服用退热药或进行物理降温，不能抱有侥幸心理。并且，推拿后，应让家长密切观察其体温变化，一旦体温上升到接近上次惊厥时的体温时，应积极进行退热处理。

55 体温37.6℃时会出现高热惊厥吗？

有人问我："有一个孩子五周岁，第一次惊厥时体温为37.6℃，这是为什么？"体温37.6℃时，孩子会惊厥吗？不会。可是为什么这个孩子发生惊厥的时候体温是37.6℃呢？因为孩子的体温上升得非常快，虽然测量的时候是体温37.6℃，但是当测量结束之后，仅几分钟时间他的体温就有可能上升到比较高的温度，于是就发生了惊厥。

56 嗓子里有口痰，"呼噜呼噜"出不来，怎么办？

常有人问我：孩子嗓子里有痰，嗓子里的痰会把喉咙卡住吗？怎样才能把孩子嗓子里的痰排出去？嗓子里有痰，为什么推小横纹、揉足三里、艾灸的效果不明显呢？对于这个问题，可不可以反过来想一下，这口痰为什么你一定要排出来？有的家长会说有痰就是不正常的，就要排出来。那么咳嗽是不是也不正常呢？需要一咳嗽就止咳吗？所以说，我们首先要知道这个痰是有用的还是没用的，是否要把它排出来，再考虑该如何排痰的问题。

中医上讲，小儿脏腑娇嫩，形气未充，其中以肺、脾、肾脏不足为突出。那么孩子肺常不足，会面临什么问题呢？肺常不足，风邪易侵，即风邪容易侵犯到肺里去，将引起孩子反复出现呼吸道问题、肺部疾患。但人体是很聪明的，当邪气侵犯人体时，人体不会傻傻地等着“挨揍”，而会做出一些反应。肺一般会出现两种保护机制：一种是咳嗽；另一种就是呛痰。嗓子里有痰，其实是起到保护肺和气管的作用。大家都知道，痰这个东西很黏，有一些异物想进入肺里，在经过咽喉部痰液的时候就会被黏在痰上，随着咳嗽排出体外。这时痰对肺能起到一个保护作用。当肺的功能降低时，肺就会在咽喉部放一口痰来保护自己。所以说，孩子的嗓子里有痰了，说明孩子的肺受到了侵犯，不要着急给孩子化痰。

我给大家讲一个很有意思的小故事。有一次，我家邻居的小狗在半夜的时候大叫，邻居听得烦得不行，就把小狗牵到很远的地方，结果第二天发现他家的东西被偷了。这个时候邻居非常生气，东西被偷了，为什么小狗不叫呢？实际上这个小狗叫了，可是当小狗叫的时候他没有去找小偷，而是将小狗牵到很远的地方了。痰的问题也是一样的，当孩子嗓子里有痰的时候，说明肺受到攻击了，你要做的不是把痰化掉，而是把攻击肺的因素解除。那么最常见的攻击肺的因素就是寒。临床上比较多见风寒感冒，风寒想侵犯肺了，肺就会生成痰，把它放嗓子处，以保护自己。干咳相对可怕一些，它属于咳嗽的早期，而一旦嗓子里有痰了，这个咳嗽就不可怕了，就表示已经进入疾病的稳定期，肺就会积极地往嗓子里放“痰”，孩子一旦上痰了，那么他好得就很快。所以，不是所有的痰都需要排出来。

那么什么样的痰不需要排，什么样的痰需要排呢？以下几种痰是需要排的。第一种，影响了孩子呼吸的。如果孩子出现了呼吸不畅，感觉喘不上气、老是憋得慌的情况，那么这种痰就需要排出来。第二种，刺激孩子反复咳嗽的。孩子每次咳嗽的时候嗓子里都呼噜呼噜有痰，这种痰令孩子的咳嗽更厉害，那么就必须排。除此之外的痰不需要排。

当孩子咳嗽的时候，要尽可能快地让孩子上痰，不要让孩子过多地干咳，干咳比湿咳要可怕。怎样才能让孩子快速上痰呢？当孩子咳嗽的时候，我都会让家长给孩子勤擦脸，少量多次喝温水，晚上睡觉的时候往鼻孔里滴一些水。这是因为痰的主要成分是水，有了充足的水分，就会迅速产生足够的痰液，就能起到保护肺和气管的作用。

57 地图舌是什么？

生活中我们经常发现，孩子的舌苔会成片成片地脱落。很多人上网一查，发现这种情况叫地图舌，也叫花剥舌。孩子为什么会出现地图舌？这里我们说一下中医和西医各自的认识。西医认为地图舌多数与孩子缺锌有关；中医认为地图舌与孩子脾胃阴虚，特别是胃阴虚有关。他们的认识相左吗？其实，他们的认识是一样的。西医认为是缺锌的问题，与孩子不好好吃饭或者孩子摄入的食物里缺锌有关；中医认为是脾胃损伤，脾胃损伤之后就不能正常地运化水谷精微，不能正常地生化气血。

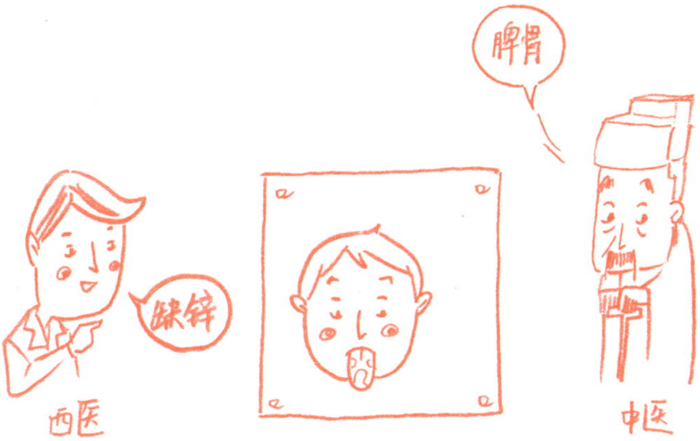

经常有同行问我："我发现地图舌有个特点，就是推一段时间后地图舌的症状会消失，但是停止推拿一段时间后它又出现了。这是为什么？"其实，很多人没有把地图舌看懂。如果你知道地图舌是脾胃阴虚的表现，那采用滋补脾胃之阴的方法是不是正确的呢？这是正确的。因为地图舌是脾胃损伤引起的，短时间的推拿只会让脾胃损伤稍微修复一些，却没有彻底修复，所以它还会重复发作。想让地图舌不再反复发作，把脾胃功能调节到正常状态才是最彻底的方法。那么脾胃该怎么来调整呢？我的习惯是从腹部下手，揉腹对孩子地图舌的治疗效果非常好。

58 积食是怎么回事？

经常有家长问我："袁大夫，我们家孩子吃得不多，怎么会积食呢？"不是只有天天吃多才造成积食，某一顿突然吃多也会造成积食。就像有半碗饭没吃完，要往洗碗池里倒，如果是慢慢倒或分批次往里倒，那么洗碗池将不容易堵；如果是一下子把饭扣在上面，那么洗碗池一下子就堵住了。所以孩子积食跟突然吃多有关。比如说，大家在外面聚餐，孩子一下吃多了，之后好长时间内孩子都不爱吃饭，没食欲。长时间不愿意吃东西源于孩子脾胃的损伤，也就是讲，积食会损伤脾胃；同时脾胃越弱，越容易积食。积食和脾虚常常是共生的，很多孩子既有脾虚，又有积食。

治疗这类孩子的时候应该从两个方面着手：一个是从家庭护理方面着手，比如教孩子吃饭时细嚼慢咽，不要给孩子突然增加饭量，少给孩子吃零食，让孩子饭后运动……另一个就是推拿。其实方法很简单，我们常用的就是补脾、清胃、清大肠，既有补，又有清。对于积食的孩子，以上两点缺一不可。那么积食会积在孩子身体中的哪一部分呢？在胃肠里。胃肠里积满了很多旧的食物，旧的食物不下去，新的食物就进不来，所以说治疗积食的关键在于通畅胃肠。这就是我们俗话说的“六腑以通为用”。叶天士说过“六腑以通为补”，起初我没有明白它的意思，现在我终于明白了，就是六腑通畅了，五脏就能正常运作，就相当于对脏腑起到一个补的作用了。

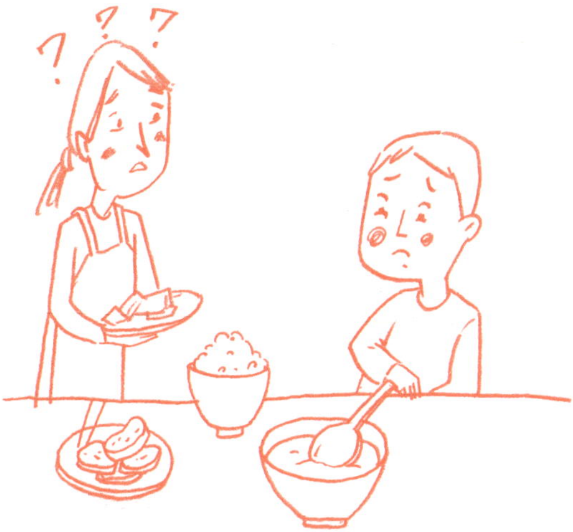

59 孩子应该吃多少饭?

你认为两岁的孩子应该吃多少饭?孩子六个月了,吃500毫升奶多不多?孩子已经2岁了,吃两碗饭加一个土豆饼是多还是不多?……之前我遇到这些问题的时候,觉得非常难回答。曾经我把多大的孩子应该吃多少东西制成一个表贴在桌子上,后来我发现这个方法不好使,因为即使同年同月同日生的孩子,他们的饭量也是不一样的。我体会最深的就是有一次遇到一对双胞胎,家长就问:“我家两个孩子的饭量不一样,是应该按照吃得多的这个来判断,还是应该按照吃得少的这个来判断?他俩谁吃得正常,谁吃得不正常?”这个问题令我开始反思,后来我得到答案:人体不是机器,人吃多少东西不是固定的。天气不同,人的饭量不同;心情不同,人的饭量不同;活动量不同,人的饭量不同;生病与不生病的人的饭量也不同。那么该怎么判断一个孩子是吃得多还是吃得少呢?关键不是看吃的量,而是看吃饭后的反应。如果孩子吃完饭之后频繁打嗝、肚子胀、恶心,那么就说明他吃多了;如果吃完饭还觉得饿,还在频繁地找吃的,那么就说明他还没吃饱。这就是说,人能吃多少饭不是固定的,有没有吃多要根据吃完饭之后的反应来判断。

60 孩子在幼儿园吃饭了，回到家还要给他吃吗？

对于这个问题，存在很大的争议。有的人认为吃太多会导致孩子睡不好觉；有的人认为人无横财不富，马无夜草不肥，如果晚上不吃饭，那么会对孩子的生长造成影响。实际上，孩子在幼儿园吃的饭是不多的。如果大家有条件，可以去幼儿园看一下。我经常去幼儿园，发现晚上那顿饭他们基本上吃的都是素的，而且不多，因为老师知道，孩子回到家，家长必定会给他加餐。孩子生长发育比较快，消化吸收能力也比较强，给孩子吃东西要遵循少量多次的原则。所以，对于这个问题，我的观点是——吃！但是要记住以下三点。

第一，早吃。回到家之后给孩子吃饭最好在晚上7点之前，因为孩子基本在8点以后睡觉，中间有一个小时的时间可以让他消化实物。在这一个小时中，家长可以带着孩子出去走一走，或者在家里玩一下，让食物消化得差不多了，孩子睡觉就不会受到影响了。

第二，少吃。少吃是为了好消化。

第三，吃素。晚上睡觉之前不适合吃荤的，因为荤的食物不好消化。

那么有人说孩子在幼儿园吃饭了，回到家就不给他吃了，可以吗？你可以试试。孩子晚上不吃饭，第二天天还没有亮就会饿醒了，反而会影响孩子睡眠，因为上一顿饭在下午4点左右就吃了，如果到第二天早上5点钟，这中间相差了13个小时，时间太长，孩子根本受不了。为什么孩子那么容易饿呢？因为孩子的脾胃比较小，装的食物比较少，本身下午那顿饭吃的就不多，撑不到很长时间。所以说，幼儿园放学之前吃那顿饭还是有道理的，我们不要从主观意识去想，而应从客观实际去想。

61 为什么由老人带的孩子容易积食？

一是因为老人有不安全感，认为孩子的父母把孩子交给他了，他就得把孩子带好，把孩子带的结实点、壮一点。我经常碰到这样的家长，孩子明明已经积食了，还是给孩子吃很多，认为孩子正在长身体，需要的营养多，所以就得多吃饭。这个理论貌似听着正确，但是仔细分析后会发现，这个过程中他光在意吃的量，而没有在意脾胃是否能承受，结果让孩子吃得过多了，把脾胃累伤了。

另一个重要的因素是什么呢？因为老人比较有耐心。不知你有没发现，某个超市开业送鸡蛋，排队的都是老人，因为老人有耐心，认为闲着也是闲着。所以当孩子不愿意吃饭时，他就和孩子耗着，孩子什么时候张嘴他什么时候喂。我以前甚至碰到过一个家长，他说他有一个办法可以让孩子吃饭吃得特别好，喝奶喝得特别好。这个办法需要两个棉球、一把勺子、一个碗，就是等孩子晚上睡着的时候，把棉球塞在两个鼻孔里，这样孩子就会张嘴呼吸，这时候把碗端过来，一勺一勺地往孩子嘴里送奶，这样的话孩子不会拒绝，一晚上能吃好多。我当时就愣住了，还能这么干吗？大家想想，如果你这样吃饭，你有什么感觉？年轻人带的孩子积食的就不多，因为年轻家长没有耐心，觉得孩子爱吃吃，不吃算了，这样的话孩子自己选择吃多少，就不会积食。所以，孩子吃的量不是我最关心的，我最关心的是他是怎么吃进去的。饮食的习惯比饮食的量更重要。

在《医宗金鉴》里记载了一句话，非常有意思：“胃主受纳，脾主运化，乳贵有时，食贵有节，可免积滞之患。若父母过爱，乳食无度，则宿滞不消而疾成矣。”

62 打屁股治积食的原理是什么？

先讲个故事。有一次，我去朋友店里喝茶，在喝的时候来了另外一个茶客，他听说我是做小儿推拿的，就教了我一个绝招："在我们家，只要孩子吃多了，我们就打他屁股，打完屁股，孩子就打嗝，肚里的食物就下去了，孩子就没事了。"这位茶客说的吃多了，就是我们经常说的积食。当时我乍一听，打屁股治疗积食，感觉很可笑，认为这不可能。但是，我突然想起平时用的揉腹疗法，与它的原理是非常相近的。揉腹里面有一招叫升清降浊。什么是升清降浊呢？大家都知道脾气主升，胃气主降。中焦不通的时候，清气不升，浊气不降，壅滞于中焦而出现腹部胀满。简单地说就是清气不能有效地向上走，浊气不能有效地向下走，都堵在中间了，于是就会出现腹胀。那么升清降浊的方法就是双手叠加按于腹部，快速震颤，通过这种震颤，使清气上升、浊气下降，这就是升清降浊。那么拍屁股治积食的方法医术上有记载吗？没有。这属于民间验方，简单有效，一学就会，一用就有效，这就叫经验。我刚开始做小儿推拿的时候，没有什么经验，就是通过多看书、有问题就请教老师等方法，慢慢积攒了很多经验，比如揉腹就属于我的经验。

那么孩子积食最有效的方式是什么？中医讲"六腑以通为用"，六腑只有通畅了，其功能才能正常发挥，说得直白一点就是只有六腑通畅了，身体才能健康。通畅六腑的方法其实很简单，我很少从手部入手来通畅六腑，不是说在手部通畅六腑没有效果，而是在手部通畅六腑的速度过慢，我喜欢从腹部来做。大家可以试试推腹，就是从中脘穴开始向下推，这个方法对大人和孩子的六腑不通都非常有效果。

63 绿色大便是怎么回事?

粪便是肠道的晴雨表。大便正常说明肠道健康，大便不正常说明肠道不健康，通过大便就能判断出肠道的情况。这个很容易理解。一般来说，食物在肠道里的时间越短，大便的颜色就越绿；存放的时间正常，大便就是黄色；存放的时间过长，大便就是黑色。所以孩子大便绿是因为食物在肠道里停留的时间太短了。这意味着什么呢?比如孩子吃的东西过了两个小时就排出来了，也就是食物在肠道里只待了两个小时，肠道就不能对食物里面的营养成分进行充分的消化吸收。也就是说，孩子排便的次数越多，食物在肠道里待的时间就越短，大便的颜色就越绿，孩子对食物的吸收能力就越差。为什么会有绿便呢？有很多人说可能是因为受凉了、受惊吓了、积食了、闪着腰了，对吗?其实都有可能。孩子受凉之后，脾胃运化不利，导致对食物的吸收功能变差，大便颜色发绿。惊吓会导致肠道蠕动速度加快，迫使肠道内的食物加速排泄而出现绿色大便。

临床中绿色大便常常见于一岁以内的孩子，大的孩子就不太会排绿色大便了，这是为什么呢？其实很简单，随着孩子年龄的增加，孩子的肠道功能越来越健全了，脾胃越来越强了，

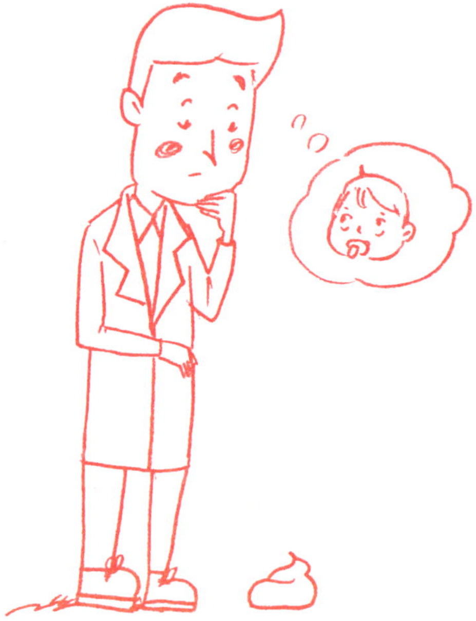

运化越来越快了，吸收越来越好了，绿色大便就很少见了。而小孩子，特别是一岁以内的小孩子，因为肠道功能、脾胃功能比较弱，对食物的运化比较差，所以就出现了大便发绿的情况。那么是不是大便发绿只发生于小孩子身上呢？不是，有一些成年人也会排绿色大便。原因其实是一样的，都意味着肠道没有对食物进行充分吸收。

那么有了绿色大便该怎么治疗呢？就是减慢肠蠕动，增加食物在肠道停留的时间就可以了。具体有三种方法：补脾，热敷，减少食量。临床中这三种方法见效还是非常快的。

还有一些情况下也会排绿色大便。如果在孩子没吃饱的时候，因为饥饿而导致肠胃蠕动过快，肠道中的胆绿素来不及被还原成胆红素，故大便呈绿色，这是我们常说的饥饿腹泻。此外，孩子吃了含脂肪较多的食物，使胆汁消耗少，大便呈绿色。

还有，正常健康的孩子在初次添加菜泥的时候，大便有时会呈绿色，这属于正常现象。

64 缺锌缺钙怎么办？

生活中，很多家长会给孩子补锌补钙，认为孩子出汗多、头发少、牙齿长得晚、睡觉不好、吃饭不好、身高不高等是因

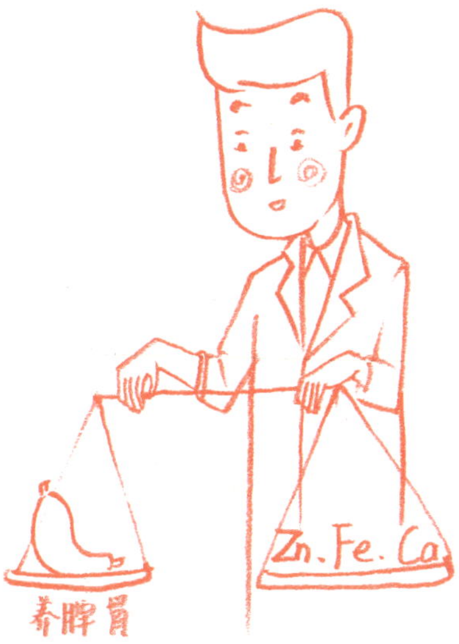

为缺锌或缺钙。那么真的是这样吗？我们每天吃的食物中都是有锌和钙的，为什么还会缺呢？有两个原因：一个是供给不足；另一个是消耗太大。对孩子来讲，主要原因是前者，为什么呢？中医有一句话叫“缺锌缺钙儿常见，调理脾胃是优先”。也就是说，孩子缺锌缺钙最根本的原因并不是吃得不够多，而是脾胃虚弱所致的不吸收。生活中常有这种情况，比如孩子有地图舌，给孩子刚补完锌时地图舌消失，但是停止补锌以后，地图舌又来了。很多人纳闷：缺的锌已经补上了，为什么还会出现地图舌呢？因为又缺了。所以，当孩子脾胃虚弱时，缺什么补什么只能暂时缓解燃眉之急，调理脾胃才是最根本的方法。

65 孩子不好好睡觉的原因有哪些？

在上文中我就说过：没有不想睡觉的孩子。孩子不想睡觉，是因为他不舒服了。治疗的思路很简单，只要把让孩子不舒服的因素解除了，孩子就能睡着了。那么引起孩子不好好睡觉的原因有哪些呢？

第一个是惊吓。惊吓为什么会让孩子睡不好觉呢？孩子的脏腑比较弱，气血不足，抵御外邪的能力比较差，心神易惊，故惊吓常能引发孩子夜啼。那么怎样才能确定是惊吓引起的夜啼呢？惊吓引起的夜啼有三个特点：一是多发生在一岁以内的孩子身上；二是突然发生或突然消失；三是孩子会变得比较黏人，喜欢让大人抱着。

第二个是鼻塞。带孩子的人会有这样的经验：如果孩子的鼻子不通气，他的睡眠质量会非常差，因为鼻子不通气的时候他就会憋得慌。那么如何判断一个孩子的鼻子不通气呢？一是看孩子吃奶的时候总停顿，二是看孩子睡觉的时候老是张嘴呼吸，那就表示孩子的鼻子不通气。这时，采用通鼻窍的方法就能解决孩子的睡眠问题。你可以在孩子睡着时往每个鼻子里滴一滴水，再捏捏鼻子，反复几次，孩子的鼻子很快就会通气了。如果孩子在白天总是哼哧哼哧不通气，你可以在他的鼻子周围做一些按摩，鼻塞就解决了。临床上因为鼻子不通造成孩子睡眠不好的案例非常多，尤其是干燥的时候最容易引起鼻塞，从而造成睡眠不好。

第三个是饥饿。孩子的脾胃功能比较弱，如果夜间吃的食物不足，他就会醒过来。这种孩子常常在后半夜醒来，而且是一吃奶就又睡着了。

第四个是肠胃不适。《黄帝内经》里说："胃不和则卧不安。"根据我的临床经验，大约百分之七八十的孩子都是因为肠胃不适而睡眠不好。所以当听到家长说孩子睡觉不好时，我的第一反应就是看看是否是因为肠胃不适。脾胃不适导致的睡眠不好，通常伴有食欲不好、口臭、磨牙、大便臭、手脚心发热等，这都是孩子积食、肠胃不舒服的常见表现。那么积食引起的睡眠不好和其他原因引起的睡眠不好有什么区别呢？第一，年龄段不同。积食引起的睡眠不好一般发生在已经添加辅食的孩子身上，也就是说六个月以上的孩子身上。第二，多数会发生在前半夜，很少在后半夜发生。因为前半夜积食会影响孩子的睡眠，到了后半夜积食下去了，孩子的睡眠就好了。对于积食引起的睡眠不好，我习惯用特效揉腹法来推拿，见效很快。

第五个是肠胀气。肠胀气会引起孩子肠绞痛。肠绞痛就是肠道里都是气，气把肠道撑满了，肠道被撑得很痛。孩子的脾胃功能比较弱，运化无力，可以导致气体停滞于胃肠，令胃肠胀满，引起肠绞痛。肠绞痛引起的睡眠不好具有自身的特点。肠绞痛会引起夜啼，它跟其他的夜啼有什么不同呢？第一，这种夜啼只发生在六个月之内的孩子身上，六个月以后就没有了。第二，孩子哭闹难哄。肠绞痛的孩子肚子疼得很厉害，很难哄好。第三，发生时间固定。肠绞痛的孩子每天定点开始哭，甚至每天哭的时间长短都是一样的。西医用B超检查发现这是因为腹内气体过多。处理方案就是让孩子口服西甲硅油，但只能缓解症状，无法根治。那该怎么治疗呢？跟治疗积食的方法一样，在我的《脾胃派小儿推拿》一书里有详细介绍。

第六个是湿疹。当孩子有湿疹的时候，孩子就会痒，一痒就睡不好。所以说湿疹会引起夜啼，这个家长很容易发现。湿疹引起的夜啼特征可以用一句话概括："湿疹起，夜啼哭；湿疹消，夜啼消；湿疹重，夜啼重；湿疹轻，夜啼轻。"对于湿疹，推拿的效果会慢一些，我一般主张局部擦药，让湿疹减轻，孩子的睡眠就能得到改善。

第七个是恋奶。恋奶引起的夜啼具有以下几个特点：第一，此类夜啼只发生在母乳喂养的孩子身上。第二，恋奶的孩子每次醒的时候不需要吃很多母乳，只要叼着乳头就能安然入睡，他需要的不是母乳而是乳头，是一种安全感。那我们是否主张孩子吃夜奶呢？有一句话叫“人无横财不富，马无夜草不肥”。孩子生长发育比较快，需要的营养比较多，如果晚上不吃东西，那么他的生长、他的营养有可能就跟不上，所以说我觉得两岁之内的孩子可以吃夜奶，但是要控制次数，不要因为夜奶而影响了孩子的睡眠。通常来讲，我们主张0～6个月的孩子每晚最多吃3次，6～12个月的孩子每晚最多吃2次，12～24个月的孩子每晚最多吃1次，24个月以后不吃夜奶。但是要注意：

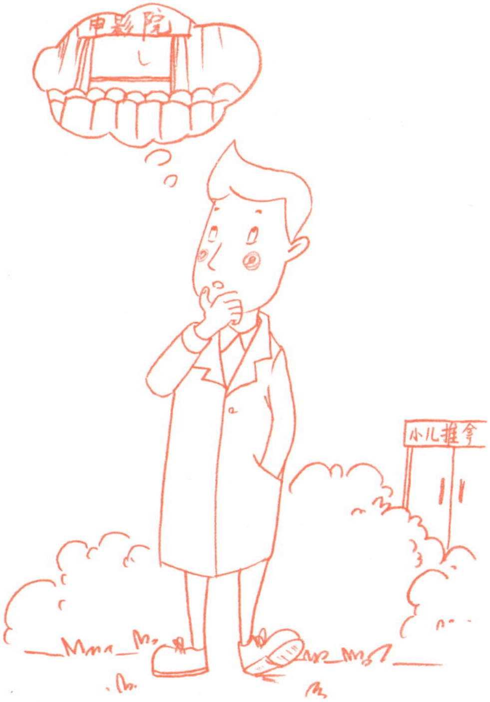

睡觉之前的那一顿不属于夜奶，我们说的夜奶指的是夜间吃的奶。如果醒的次数太多，就会影响孩子睡眠，导致大脑不能充分休息，影响生长发育，这个时候就需要及早给孩子断奶。断奶之后情况就会改善，因为这本身不是病，只是一种生活习惯，改了就好了。所以夜奶引起的夜啼无须治疗，断奶就可以自愈，家长可以考虑提前断奶。

关于孩子不好好睡觉，我们讲了很多原因，哪种原因最常见呢？第一是积食，第二鼻塞，第三是恋奶。没有不睡觉的孩子，只有不舒服的孩子，孩子舒服了，自然就睡好了。

66 什么是汗证？

经常有家长问我："我家孩子经常出汗，到底需不需要治疗？""我家孩子只要一睡觉就出汗，把那个枕头都给弄湿了，是怎么回事？""我家孩子整晚都在出汗，把衣服，尤其是前胸这块都湿透了，怎么办？""我家孩子只要一跑一跳就会出汗，是阴虚吗？"对于这些问题，我们首先要问：出汗有什么作用？可以降温、促进新陈代谢等。出汗对人体有坏处吗？汗的主要成分是水，当汗液流出过多的时候，就会导致人体内水分减少。中医有"汗为心之液""血汗同源"的说法。什么叫血汗同源？有句话叫“夺血者无汗，夺汗者无血”。意思是一个人如果出血太多，那么这个人就不会出汗；如果出汗太多，他身体里的血液就会不足。也就是说出汗过多对身体是有损伤的。不正常的出汗里面最常见的原因就是虚证。身体偏虚是出虚汗。出虚汗有两种：一种叫自汗；一种叫盗汗。自汗指的是人体在白天安静情况下异常出汗；盗汗指的是人体在睡觉以后异常出汗。

那么我们怎样判断孩子出汗到底正常不正常？人体本来就会出汗，而且孩子的出汗量本身就比大人的多，出汗的时间也比大人的长，白天会出汗，晚上睡觉的时候也会出汗。如果家长说孩子只是晚上刚睡觉时出汗，到后半夜就没有了，这种情况是正常的，不需要治疗。如果家长说孩子整夜都出汗，我们需要先排除是不是因为家里的温度偏高，如果是因为温度偏高造成孩子出汗，那么也是正常的；如果不是，就有可能是盗汗。那该怎么区分孩子是因为热而出汗，还是盗汗？这需要结合其他症状来进行判断。如果孩子饮食、睡眠、排便、舌质都很好，晚上还出汗多，那么很有可能是因为晚上家里温度高造成的；相反，如果饮食、睡眠、排便、舌质都有问题，比如面色发白、脉象偏弱、舌质偏淡、饮食不佳等，或者其中某一方面有问题，伴有出汗过多，他很有可能是虚汗。如果孩子最近出虚汗多，也就预示着孩子的身体虚了，就需要治疗。如果孩子只是睡觉一个小时之内出汗，这是正常的，不需要治疗。同样的，孩子在白天活动的时候出汗、在吃热东西的时候出汗也是正常的。

那么虚汗应该怎么治疗呢？虚则补之，补肺补脾加补肾。

67 汗分热汗和冷汗吗？

中医上讲“心在液为汗”；西医认为，汗液是从汗腺毛孔分泌出来的。虽然中医和西医的说法不同，但有一点是相同的：汗液是出自身体内部的。人热的时候，如处于运动或进食状态时会出汗，这时皮肤的温度会很高，汗液的温度也会很高，这种汗是热汗。还有一种汗是冷汗。人在害怕、紧张、疼痛的时候经常会出汗，这时皮肤的温度并没有升高，反而因为汗液蒸发而降低了，这种汗就是冷汗。

68 肾经该怎么推？

初学者在学习小儿推拿时最难的是什么呢？最难的在于流派众多，推拿的穴位也不一样。有的脾经是旋推的，有的脾经在拇指的侧面；有的天河水是清的，有的天河水是取的。而其中争议最大的就是肾经，有向心补肾一说，有向心补肾阴、离心补肾阳一说，有旋推小拇指补肾一说。那么到底哪种说法是正确的呢？我说怎么推都对。有人会说这是和稀泥，其实不然。我先举个例子，春秋战国时，有百家争鸣之说，不同的学者发表自己不同的想法，形成自己不同的学术观点，那你说哪一种学术观点是正确的，哪一种学术观点是错误的？它们都对，只是适应的阶级不一样。同样的，关于向心补肾还是离心补肾，取决于你所学的流派。比如你学的是三字经派，那就是向心补肾。如果你学的是盲校派，那就是向心补肾阴，离心补肾阳。如果你学的是湘西流派，那就是旋推补肾。所以说，你学的是什么流派，按照那个流派的做法做就可以。千万不要学做不一致，比如学的是三字经派，却按照盲校派的向心补肾阴、离心补肾阳的方法来做，这样效果不好。

69 清脾与补脾有什么区别？

很多人会有疑问：补脾经是让脾的功能好起来，那清脾经是让脾的功能变差吗？通常来讲，我们清脾经是清脾的湿邪和热邪。我们先说湿邪。脾主运化，运化水谷水液，也就是说脾可以把身体里的水液运化出去，以小便和汗液的形式排出体外，这是脾的运化功能。那么当脾的运化功能不佳时，身体内的水分就不能被充分代谢出去，滞留在体内，形成湿邪，时间长了就会转化为痰邪，这也解释了为什么说“脾为生痰之源”。脾里的湿邪跟脾的功能降低有关。那么脾里面为什么会有热邪？脾的热邪不是自己产生的，多数是由于肝火犯脾，或者胃热侵脾，也就是脾的热邪多与肝火和胃热有关。怎样才能让脾的湿邪和热邪出去呢？办法就是增强脾的功能。增强脾的功能可以促进水液代谢，让体内的湿邪出去；增强脾的功能可以促进胃的运化肃降功能，让热邪出去；增强脾的功能可以使肝火不再犯脾。所以说，临床上很少只清脾，一般都是清、补脾，或者补脾。补脾是为了让脾的功能增强，有利于外邪的散出。清、补脾就是既清脾内的湿热，又增强脾的功能。

70 肺也有清补的说法吗？

同样的，肺也有清补的问题。清肺经其实是通过推拿手部的肺经来增强肺的宣发肃降功能，达到清除肺内邪气的过程，实际上是让肺通过“自洁”功能将肺内的异物排出来。但肺内的异物是不可能直接出来的。那该怎么出来呢？有两种途径：一种是直接从肺内拿走异物，还有一种就通过咳嗽把肺内的异物带出来。清肺经就是通过咳嗽把肺内异物带出来。如果肺的功能不足，没有力气把异物排出来，我们就通过清肺经来增强肺的宣发肃降功能。所以说清肺经实际上相当于补肺经。肺的功能越强，排出异物的能力就越强，身体抵御疾病的能力就越强。

71 输液或吃药后还要做小儿推拿吗？

输液或吃药后还要做小儿推拿吗？要！为什么呢？“是药三分毒”，药物肯定会对身体造成影响，最典型的是会出现呕吐、腹泻、免疫力降低、腹痛等各种反应。而小儿推拿可以缩短病程，减少总药量。如果本身需要输液5天，推拿可以让输液5天变成输液4天，这样药物对身体造成的损伤就会减小。大家不用纠结使用药物是否会对推拿造成抵制，肯定会，药物会对推拿造成抵制，但是推拿同样也会对药物造成抵制，在抵制的过程中就会造成病程缩短。那么在吃药或输液后是否要结合小儿推拿？当然肯定需要，病后体质多虚，身体变弱，这个时候结合推拿可以使身体尽快恢复健康。

72 头发黄稀是否与遗传有关？

记得有朋友给我发过一张照片，问我："这孩子的头发又黄又稀是为什么呢？是因为脾胃虚弱，还是因为肾气不足？"我看了照片后回答他说："这既不是因为脾胃虚弱，也不是因为肾气不足，这是遗传导致的结果。"他又问："不是肾其华在发吗？头发不好不就是肾虚吗？"读书不要读死书。这种又黄又稀的头发不一定就是因为肾气不足，实际上他父母小时候的头发就是这样的，大了之后就慢慢好起来了，这是一种正常的生理现象。另外，我在推拿过程中发现一个现象：经常给孩子理发，新长出来的头发会越来越好，就像胡子一样。

如果遇到有遗传问题的孩子，不要跟家长说推拿一定能将问题解决，你应该说推拿一段时间之后情况会有好转，但是不一定能彻底解决问题，因为这属于遗传。遗传问题治疗起来难度都很大。

73 改善孩子厌食有没有特效方法?

厌食属脾胃系统常见病证之一，除遗传外，多数是由喂养不当（吃得过多、过杂）导致的，也与自身脾胃功能较弱有关。治疗思路就是对症调理脾胃，改变不良的饮食习惯，也就是俗话说的“三分治，七分养”。

治疗厌食要先看孩子病程的长短。突发性厌食容易治疗，慢性厌食需要好几个疗程治疗。原则上以开胃健脾为主，同时关注大便问题。也就是说，往往是先解决“出口”问题，再解决“入口”问题。许多孩子厌食是因为肠道里有积滞，堵住了，所以要先让他们大便通畅。

在推拿方面，除推拿常规手部穴位外，重点做捏脊和揉腹。捏脊时着重捏腰背部。我们脾胃派为改善孩子厌食常采用揉腹手法——太极摩腹和推波助澜，另推拿手上的几个补脾去积的穴位，效果很好。

74 肠系膜淋巴结炎是怎么回事？

我们先从这个病名开始讲起。什么叫肠系膜淋巴结炎？在中医里没有这个概念，这是一个西医名词。那什么是肠系膜？肠系膜就是令肠道保持在正常位置的一层结缔组织。肠系膜上附着很多小的淋巴结，当有炎症的时候，淋巴结就会肿大，就会疼痛。淋巴结大家都知道是什么东西，脖子上就有好多淋巴结，还有腋下淋巴结、腹股沟淋巴结。平时摸的时候，淋巴结不疼。那什么时候疼呢？比如当你感冒的时候，当你牙齿疼痛的时候，当你口腔溃疡的时候，淋巴结就会疼，我们常说这是淋巴结发炎了。肠道内也有淋巴结，当它发炎的时候，也会产生疼痛，以腹部疼痛，尤其是肚脐周围疼痛为主。

那么怎么判断孩子到底是不是患肠系膜淋巴结炎？从临床来看，肠系膜淋巴结炎有以下表现：第一个是肚脐周围疼痛；第二个是光腹痛不腹泻；第三个是活动和饭后疼痛；第四个是七岁以内的孩子多发作，七岁以后就很少发作了，十岁以后就消失了。从西医上讲，为什么会得肠系膜淋巴结炎呢？这多数是跟炎症有关。那么为什么会有炎症呢？这跟身体的素质，即免疫力有关，也就是说免疫力低下会导致肠系膜淋巴结炎，肠系膜淋巴结炎又会导致免疫力低下。想治好肠系膜淋巴结炎就要找对点，最根本的就是提升免疫力。也就是说，孩子的肠系膜淋巴结炎是一个慢性的疾病，需要按疗程来调理，重点是整体调理，预防感冒。

中医是怎么认识这个病的呢？中医上没有肠系膜淋巴结炎这个病名，它属于腹痛的范畴。那它具体属于腹痛里面的哪一类呢？它多数属于腹痛里面的气虚腹痛或热结腹痛。其中，以气虚腹痛为多，所以肠系膜淋巴结炎的孩子往往伴有气虚的表现。气虚有身体乏力、少气懒言、动辄汗出、食欲低下等表现。气主防御，气虚的时候身体的防御功能就会降低，正气不足，邪气就会跑到身体里，所以气虚的孩子更加容易感冒，特别是反复感冒就会出现肠系膜淋巴结炎，导致反复腹痛。所以气虚腹痛的治疗关键在于提升正气，调整整体。怎么提升正气呢？小儿推拿流派众多，每个流派都有自己的特点，这里说一下我的思路。我喜欢从推拿腹部穴位入手提升孩子的正气。脾为气血生化之源，全身的气血多数来自脾胃，提升脾胃的功能就能提升正气，减少疾病的发作。具体的治疗手法在我的书《脾胃派小儿推拿》里有详细介绍，有兴趣的话可以看看。此外，肠系膜淋巴结炎腹痛发作但症状比较轻的时候，我一般主张艾灸肚脐一小时；不发作的时候，揉腹是最好的办法。

75 什么是腺样体肥大？治疗思路又是如何？

同样的，中医里没有腺样体这个概念。那么我们就来看看西医的认识。西医认为腺样体肥大的原因是什么？西医里面说得最多的就是腺样体肥大与孩子反复感冒有关，即反复感冒导致腺样体肥大。中医如何看待腺样体肥大这个问题呢？基本上都把它归于上焦有热或鼻炎的范畴里。中医里面有两个观念：一个叫整体观念，一个叫辨证论治。中医把腺样体肥大分为两类：一类是虚证，一类是实证。

先说虚证，因为虚，导致邪气入里。用专业术语说就是正气内存，邪不可干。正气不足，邪气就很容易跑到身体里面，导致反复生病。所以说，反复生病多数与人体正气不足有关。引起腺样体肥大的第一个因素是虚，治疗起来就很简单了，虚则补之，补就可以了。但是中医除了辨证论治以外，还有一个整体观念，不能哪里虚就只补哪里。如果肺虚补肺，脾虚补脾，肾虚补肾，这样的话就不是整体了，就跟头痛医头、脚痛医脚一样了。中医不是哪虚就补哪，而是不论哪虚，全体都补。有人肯定会说那不是胡子眉毛一把抓吗？如果全体都补，你要分清主次。比如肺虚的时候，你需要加上补脾和补肾。这叫一荣俱荣，一损俱损，因为五脏六腑本身就是一体的。补的疗程一定要比泻的疗程长。就好比盖一栋大楼，可能需要一年，如果推倒一栋大楼，可能只需要两个小时。驱邪容易，扶正慢。所以说，治疗脾虚引起的腺样体肥大的疗程就应该长。

下面我们说实证导致的腺样体肥大。什么实证会导致腺样体肥大呢？就是我们常说的火比较大，火气在旺盛的时候会随着经脉上行，熏灼咽喉，从而引起腺样体肥大。就是说下面有火，熏到上面了，这种叫实证。实证只需要泻，泻什么呢？主要是通畅泻火，通畅肠道六腑，加上一些去火的穴位，就能达到泻的目的，就可以治疗腺样体肥大。实证的腺样体肥大治疗起来就很简单。如何知道腺样体肥大是虚证是实证？很简单，新病多实，久病多虚。

76 流清鼻涕和黄鼻涕各是怎么回事？

先说说几种鼻涕。孩子在感冒刚开始的时候往往流的都是清鼻涕。什么是清鼻涕呢？简单来说就像水一样，扯不成线，很容易凝成一滴滴的水珠流下来。如果是流清鼻涕，那往往都是感冒的早期。那么过一段时间之后，鼻涕会有什么变化呢？

开始变得有点黏了、有点白了，呈乳白色，就跟乳胶漆一样，用手扯能扯成丝了。这个时候感冒已经过了一段时间了，可以说处于感冒的中期。再过一段时间之后，鼻涕就开始变黄，比中间那个阶段量要少一点，黏一些，颜色发黄，这个时候预示着感冒快要好了。也就是说，流鼻涕分三个阶段：清鼻涕不成丝是第一个阶段；乳白色鼻涕能成丝是第二个阶段；黄鼻涕黏度非常高是第三个阶段。那么有人会说我发现孩子有的时候流清鼻涕，有的时候流黄鼻涕，这是哪一个阶段呢？我把这看作第一阶段。我发现这种情况多数是早上起来的时候流一点黄鼻涕，紧接着流的就是清鼻涕。那么为什么早上刚起床的时候流黄鼻涕呢？是有热吗？错，不是有热。那是为什么呢？很简单，那是因为鼻涕一晚上都没有流出来，在鼻腔里面变干了，变黏了，所以发黄。所以当黄鼻涕和清鼻涕交替存在的时候，我还是把他视作为清鼻涕。清鼻涕变成流黄鼻涕到底是加重了，还是减轻了？那么这个应该从两个方面来看：第一个是看鼻涕量。

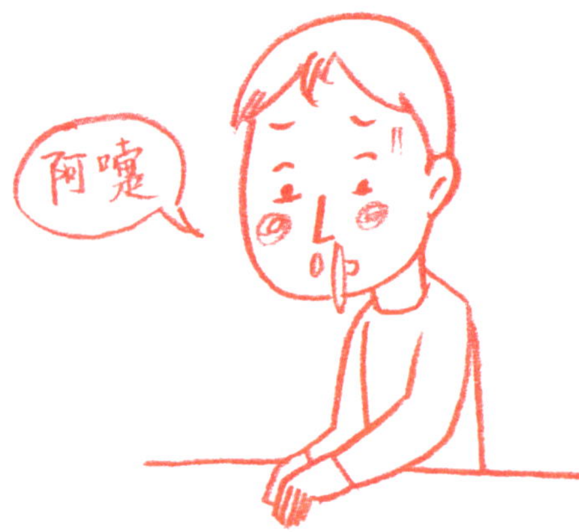

如果开始时流清鼻涕，后来流黄鼻涕，黄鼻涕的量越来越少，那么预示着感冒快好了，因为感冒快好的时候也是流黄鼻涕；如果黄鼻涕的量跟清鼻涕的量差不多或者比清鼻涕的量还要多一些，那么预示感冒加重了或者寒入里化热了。第二个是看整体状况。如果是感冒快好了，那么孩子的整体状态会比生病期间要好一些，会比流清鼻涕的时候要好一些。如果流清鼻涕的时候，孩子的饮食、排便、睡眠都不太好，当流黄鼻涕了，饮食、排便、睡眠都比流清鼻涕的时候好一些，就证明孩子的感冒在减轻；如果孩子从流清鼻涕变成流黄鼻涕，并且孩子的饮食、排便、睡眠都比原来要差，那么说明孩子的感冒加重了或者说是寒入里化热了，孩子的感冒很有可能发展为鼻炎。所以说，中医讲究整体观念，不要光根据鼻涕的颜色判断感冒是加重了还是减轻了，应该跟其他症状一块判断。

77 鼻塞怎么办？

鼻塞一般与感冒、干燥、鼻腔的分泌物多这三点有关。如果说孩子长期鼻塞、经常鼻塞或者几乎一晚上就没有通气的时候，一般不考虑感冒因素，因为感冒导致的鼻塞不会持续太长时间，也不太考虑是因为干燥和鼻腔分泌物多。那跟什么有关呢？如果长时间呼吸不利，一个是跟腺样体肥大有关，还有一个是跟慢性鼻炎有关。那应该怎么治疗呢？治疗常常分两种：病因治疗和对症治疗。病因治疗就是感冒引起鼻塞治感冒，干燥引起鼻塞就加湿，鼻腔异物引起鼻塞就清除异物，腺样体肥大引起鼻塞就治腺样体，鼻炎引起鼻塞就治鼻炎。第二个是对症治疗，也就是不管什么原因引起鼻塞，我先给他揉鼻子通气。比如，感冒引起鼻塞我不治感冒，光治鼻塞。那么最合理的方法是什么呢？就是对症治疗和对因治疗同时进行。比如感冒引起鼻塞，我们可以既治感冒，又通鼻子。那揉鼻子怎么做？很简单，鼻翼两边有两个穴位，叫迎香穴，在迎香穴附近用拇指按揉，按揉结束之后，让孩子平躺在床上，一个鼻孔里滴一两滴水。那孩子睡着了怎么办呢？实际上孩子睡着了更方便滴水，滴完之后捏一捏鼻子，通鼻的效果非常好。

78 流鼻血是怎么回事？

孩子流鼻血的原因有很多，不是只有一种。

第一，上火。就是我们俗称的火气比较旺。当一个孩子流鼻血的时候，应该怎么判断是不是由上火引起的呢？上火引起的流鼻血，除了流鼻血以外还有其他的上火表现，比如舌质红、舌苔黄、口唇红、手脚心热等热性反应。如果流鼻血的同时伴随这些症状，那么可以考虑是上火引起的流鼻血。

第二，气虚。如果孩子没有以上表现，单纯只是流鼻血，那就是因为气虚。中医上讲，气能行血，气能摄血，气能防止血液流到经脉之外。但是当气虚的时候，血液流到脉管之外，就会流鼻血。要判断他是不是属于气虚流鼻血，就要看他是不是还有其他的气虚症状。那么气虚会有什么表现呢？最常见的就是没劲儿，不想动弹，长得比较瘦，食欲比较差，同时稍微动一动就会出汗。如果这个孩子具备这些症状，同时还有流鼻血的表现，就说明这个孩子是气虚型流鼻血。除此之外还有什么特点呢？气虚型的流鼻血往往不容易止血，这种鼻血其实量并不多，但是不容易止，这会儿止住了可能过一会又流，热性的流鼻血虽然血量很多，但是好止。

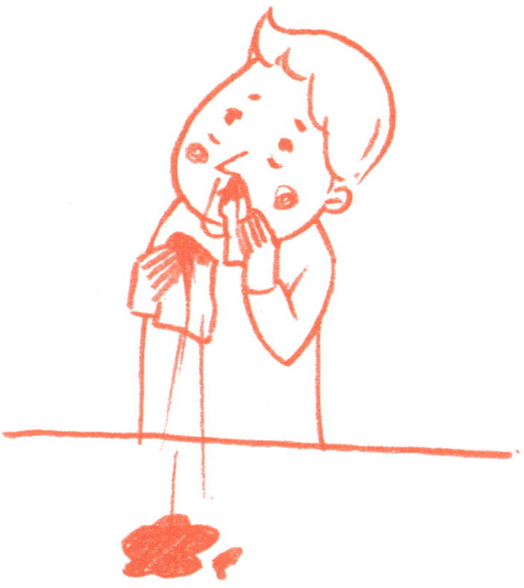

第三，外伤。什么叫外伤呢？比如鼻子碰着了，拿手指抠鼻子。孩子喜欢抠有“眼儿”的地方，当孩子抠鼻孔的时候把鼻腔里面划破了就会流鼻血。对于这种流鼻血，关键在于改变孩子抠鼻孔的习惯，否则不容易治愈。

79 鼻梁上有青筋是怎么回事？

我先说一下青筋代表什么。大家普遍有以下几种认识：第一种，鼻梁上面有青筋代表孩子受惊吓；第二种，代表孩子体质偏寒；第三种，代表孩子内火偏重，尤其是肝火。那么这三种说法正确吗，合理吗？孩子的鼻梁上面应不应该有青筋？从西医的解剖学来看，鼻梁上的青筋是人体的浅层静脉，跟手背一样，有血管。那什么样的人血管明显呢？第一种是长得白的人，皮肤越白，血管越明显。第二种是长得瘦的人。鼻梁上的青筋是不是每个孩子都有呢？可以这么说，一百个孩子中，一百个孩子的鼻梁上有青筋，人人都有青筋。有人说不对，有的孩子就没有青筋，比如有些长得黑的孩子没有，长得胖的孩子没有。为什么长得黑的孩子没有呢？因为黑了，青筋不明显。为什么长得胖的孩子没有呢？因为胖了，皮下脂肪厚，把血管遮起来，青筋就看不到了。那么有人会说鼻梁上青筋有时有，有时没有，代表什么呢？各位，你在望诊的时候千万要注意跟家长沟通：这个青筋是孩子出生的时候就有，还是后来出现的？可以说，99%的家长会告诉你孩子出生的时候鼻梁上就有青筋。然后要问什么呢？我是这样问的：鼻梁上的青筋比之前多了还是少了，颜色深了还是淡了？如果家长说跟之前差不多，再结合舌相面色来判断，如果没有异常，就基本可以认为孩子的身体没有什么问题，不要仅根据青筋就主观臆断。

那么当孩子受凉或者受惊后青筋会发生什么样的变化呢？一是看青筋的颜色。有人发现青筋颜色会变深，比之前更青，准确吗？准确。但事实上，不是青筋的颜色变深了，而是因为受凉或者受惊之后，气血运行散乱，面色会显得白一些，所以看起来青筋会显得更青。二是看青筋周围的颜色。青筋周围的颜色应该跟其他地方的颜色是一样的，但是如果青筋周围的颜色比其他地方的颜色青了，很有可能是受惊或者受凉了。所以，看青筋不要光盯着青筋的颜色看，还要看青筋周围的变化。

80 虚证与实证怎么分？

中医所讲的虚实就是指虚证和实证。邪气盛则实，正气弱则虚。邪气太强了就会表现出实证，正气不足了就会表现出虚证。先来讲实证，身体内为什么会有邪气？邪气从哪里来的？邪气侵入人体有从皮毛而入，也有从口鼻而入。但不管是从皮毛而入，还是从口鼻而入，都要有一个前提：邪气必须比较强，才能进入身体里；如果邪气不强，是进不到身体里的。再来讲虚证，为什么正气会不足呢？有两种原因：一种是因为本身先天禀赋不足；另一种是后天喂养不当或生病。现在临床上孩子常见的病大多是喂养不当或者生病导致的。

如何判断虚实呢？首先，可以根据症状判断。虚证的典型表现是虚弱，比如无力、身体乏力、少气懒言、反复生病等表现。实证的表现为声高气促、发热较重等。然后，还有一个简单的区分虚实的方法——从时间上来区分，新病多实，久病多虚。刚开始生的病多数是实证，因为刚开始生病，邪气已经跑到身体里面来，但是身体的正气还没有受损，或者说受损非常轻微，所以说新病多实。但生病时间长了，很容易伤及身体里面的正气，导致身体里面的正气不足，就成了虚证。

虚实之间有什么关系呢？以肺为例，如果感冒日久不愈，会不会导致肺虚？很显然，会！有一句话叫“久咳伤肺”，所以说慢性的咳嗽、慢性的感冒对肺的损伤是非常大的，会导致肺的正气不足，肺气虚。这是因为实证导致脏器虚弱，或者说因为实证时间长了，导致正气耗损、正气虚弱。实证会导致虚证的出现，这叫因实致虚。另外还有一个叫因虚致实，这个很好理解。例如，肺虚可以导致感冒，脾虚会导致孩子更容易发生积食，因为虚，实邪更容易侵入身体。这就是因虚致实。

81 为什么会气血不足？

人为什么会气血不足、气血虚弱？我会把气血不足拆开来看，把它分成气血生产得不够和气血消耗得太多两个方面。比如我口袋里没有钱了，无非是两种情况：一个是我挣得少；另一个是我花得多。要想变有钱，其实很简单，就是四个字：开源节流。

临床研究证明，孩子的气血不够绝大多数是因为产生得不够，只有少部分是因为消耗太多。那身体里哪一个部位是生产气血的呢？中医上讲脾为气血生化之源，西医上讲骨髓是造血的。这里面中医和西医的讲法其实原理是一致的，但中医更深入一些：只有脾胃功能好了，骨髓的造血功能才能正常发挥，因为骨髓造血需要足够的营养，而这个营养就是脾胃来提供的，脾胃好了，提供的营养就足，产生的气血自然就多。所以说，如果孩子出现了气血不足的表现，多数都跟脾胃虚弱有关。再来说说气血消耗过多的问题。孩子的气血真的会消耗掉吗？他为什么会消耗掉。孩子生长发育比较快，身体里的气血确实消耗得比大人多，需要更多的气血来满足生长发育的需求。如果孩子身体有一些地方有出血的倾向，那就有可能不一样了。比如孩子有肛裂，有痔疮，流鼻血，就会造成气血不足，这是气血消耗过多造成的。

所以，我主张：脾胃为后天之本，养脾胃就是养身体，脾胃好身体就好。脾胃充实，四肢安宁；脾胃虚弱，百病蜂起。故调理脾胃者，医中王道也。

82 推三关会上火吗？

人身上有很多阳性的穴位，比如三关、一窝蜂和外劳宫，推这些阳性的穴位会不会上火？在说这个问题的之前，我们要先了解一下：阳气属于身体的正气还是邪气？很显然，它是身体的正气。正气越足，身体素质越好，疾病好得越快，这也是小儿推拿发挥作用的原因。我们推一些阳性的穴位，可以治疗虚证和寒证。那么阳气是不是就是火呢？不是。阳气是身体里的正气，而火是身体里的邪气。也就是说，我们补充身体里的正气不会导致身体里的邪气越来越多。其实，之所以出现这种分辨不清的问题，是因为你不了解阳气与火之间的关系。火一般是身体外面的邪气跑到身体里面生成的，比如风寒化火、积食化火等；而我们说的扶阳、温阳的阳都指的是身体的正气。正邪不两立，正气越足，邪气就越弱。这也就是我们经常说的

“正气存内，邪不可干，邪之所凑，其气必虚”。所以我们推拿是通过辅助身体的正气，让身体自己去抵抗邪气。中医有一种说法叫“寒者热之，热者寒之”，相信大家都听过。但这个说法有个前提，就是要先搞清楚这个寒是实寒还是虚寒，这个热是实热还是虚热。这里指的都是实证，不是虚证。如果是实热，我们可以用寒凉的东西去平衡，但如果是虚热呢？虚热是阴液不足导致的发热，应该补阴。中医里还有个说法叫“甘温除大热”，意思是用温热的方法治疗一些热性的疾病，这里治疗的就是虚热，而不是实热。所以大家分析问题的时候一定要仔细，不能断章取义。

所以说，推三关补的是阳气，不是邪气，所以不会上火。

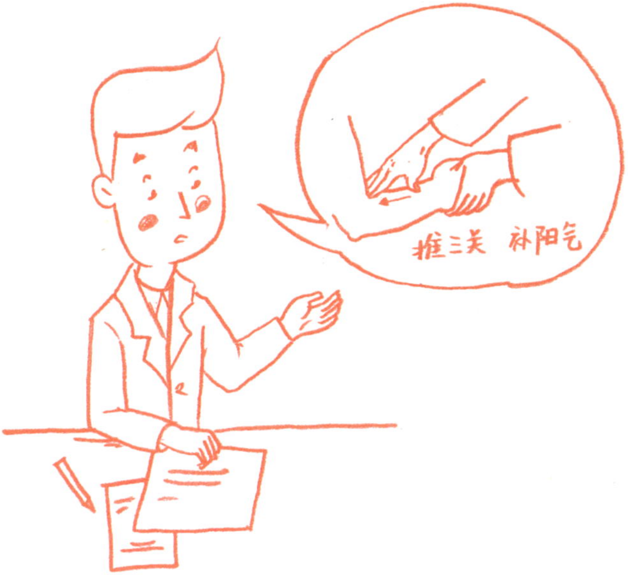

83 孩子一跑就咳嗽是怎么回事?

有的家长经常问我:“老师，我的孩子咳嗽都快好了，可是只要一跑，咳嗽就会加重，这是为什么?”那么我们这么思考:咳嗽的时候肺的功能是降低了，还是提高了?很明显是降低了，肺虚了。咳嗽是会伤肺的，肺虚了。跑步时会有大量的气体进入肺里，肺在不虚的时候，不仅可以完全容纳这些气体，而且可以宣发肃降这些气体，但当肺的功能降低以后，它还能装下这些气体吗?装不下。装不下怎么办?只能通过咳嗽把这些气体排出去。所以，在咳嗽时或者咳嗽刚好时，一定不要快跑，快跑会消耗更多的肺气，导致肺气更虚，造成咳嗽难愈。

84 为什么孩子一咳嗽就会呕吐?

还有人问为什么平时不呕吐，一咳嗽就呕吐呢?因为在咳嗽的过程中，肺气上逆，会带动胃气一起往上走，从而出现呕吐的现象。所以孩子一咳嗽就呕吐的原因很简单：肺气上逆带动胃气上逆，胃气上逆得严重就会呕吐。西医上怎么解释这个现象呢？肺位于膈肌的上面，胃位于膈肌的下面。孩子在咳嗽的时候，膈肌会剧烈收缩，导致肺和胃一块收缩，从而出现呕吐的反应。

所以说，孩子在咳嗽的过程中呕吐是很常见的，是正常的生理反应，不代表孩子的脾胃有什么问题。因此在咳嗽过程中出现呕吐不要紧张。只要把咳嗽治好了，肺气就不会上逆，膈肌就不会痉挛，就不会呕吐了。

85 为什么白天不咳嗽，半夜或早上起床时会咳几声？

有的孩子白天基本上不怎么咳嗽，半夜会咳几声，早上起床时也会咳几声。这是什么情况？这咳嗽是寒咳还是热咳？从病程上来看，这个孩子的咳嗽肯定处于中后期，即恢复期，已接近于痊愈了，不能辨证为热咳。有人说既然快好了，那为什么半夜还会咳嗽好几声呢？因为虽然他快好了，但还是有少量的异物存在于咽喉部，需要通过咳嗽把痰宣发出来。咳嗽恢复

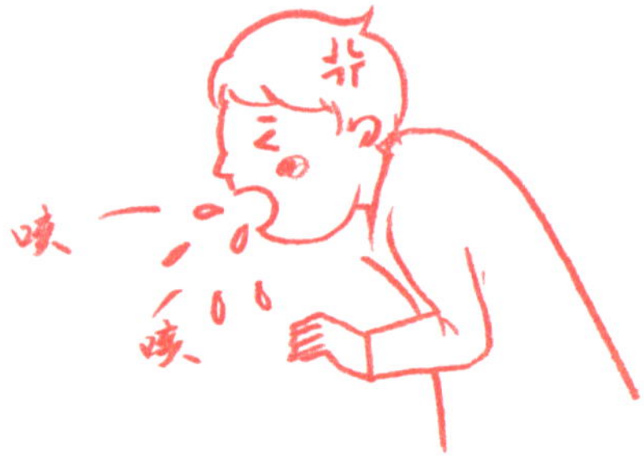

期该怎么治疗呢？新病多实，久病多虚。久咳伤肺，所以咳嗽后期主要是以补为主（咳嗽早期以清为主），只要补肺就可以了。那么应该怎么补肺呢？主要有三种方法：第一种是热敷前胸和后背；第二种是推拿前胸和后背；第三种是推拿手上补脾的穴位。

86 咳嗽会引起肺炎吗？

感冒常伴随着咳嗽，是感冒引起咳嗽，还是咳嗽引起感冒？过敏也常伴随着咳嗽，是过敏引起咳嗽，还是咳嗽引起过敏？肺炎也常伴随着咳嗽，是肺炎引起咳嗽，还是咳嗽引起肺炎？答案其实很清楚：咳嗽只是一个病理结果，是疾病导致的咳嗽，而不是咳嗽导致的疾病。很多人问："我家孩子前一段时间咳嗽，后来检查出肺炎，不是咳嗽引起的肺炎吗？"不是。那肺炎是怎么来的？引起咳嗽的原因也是引起肺炎的原因。就像感冒可以引起咳嗽，也可以引起肺炎，当孩子感冒伴有咳嗽的时候，并不是咳嗽引起肺炎，而是感冒引起肺炎。我举个例子，有个朋友曾给我发过一条有趣的信息：“前段时间我开车出去了，不小心把被人家的栏杆撞到了，把栏杆里面种的花压死了。花的主人非常生气，就说这该死的破车怎么把他的花都给压死了，这个车非常不对，就把车给砸了。”表面看起来是车压了花，实际上是开车的人的问题。同样的，表面上看以来是咳嗽导致的肺炎，其实是引起咳嗽的原因导致的肺炎。哪个原因能引起咳嗽，哪个原因就能引起肺炎。所以说，当孩子咳嗽的时候不要只知道止咳，而是要找到引发咳嗽的原因，针对原因治疗才能真正预防肺炎的出现，否则只会加重肺炎。

87 咳嗽是怎么回事？

《黄帝内经》里有一句话叫“五脏六腑皆令人咳，非独肺焉”。意思就是五脏六腑出现问题都会导致人咳嗽，不光只是肺。那遇到咳嗽，如何判断到底是什么引起的？你要记住：虽然其他脏腑疾病都可以引起咳嗽，但是70%甚至80%的咳嗽都是肺部疾病引起的，所以遇到咳嗽首先应该考虑是否是因为肺部病变。一般而言，急性病应该考虑当时脏腑的病变，慢性病考虑相关脏腑的病变，什么意思？比如孩子急性咳嗽了，首先应该考虑肺的问题，如果是慢性咳嗽，就要考虑相关脏腑，比如脾、肝、肾。

首先说一下肺的生理功能。在中医里肺有什么功能呢？肺主宣肃，主气，司呼吸，主行水，朝百脉。后面几个功能我先不说，就说第一个——肺主宣肃，即主宣发肃降。把不属于身体的物质排出，这个过程就叫宣发；把身体需要的东西送到内部去供养其他内脏，这个过程就叫肃降。当孩子出现咳嗽的时候，是孩子的宣发功能在增强，还是肃降功能在增强？很显然，是宣发功能增强，即把不属于肺内的东西排出去。所以，孩子咳嗽说明两个问题：一个是肺内的异物多了；另一个是肺已经开始清除异物了。那这个时候我们应该做什么呢？应该止咳，还是帮助肺把异物排出去？很显然，我们应该帮助肺把异物排出去，也就是增强肺的宣发功能。只有肺尽快把异物排出去，咳嗽才能尽快止住。这种做法就叫宣肺止咳。如果是见咳止咳，就相当于头痛医头，脚痛医脚，无法根治。在临床工作中我们经常会遇到这样的情况：有的孩子在推拿之后咳嗽立即减轻，有的在推拿之后咳嗽反而加重。原因就是如果肺内异物不多，咳嗽可以立即减轻；如果肺内异物比较多，推拿之后肺的功能增强，排出异物的能力迅速增强，咳嗽反而就更明显一些，但是这种咳嗽更明显的现象持续的时间不会很长，很快就消失了。

再讲一下西医对咳嗽的认识。西医认为咳嗽是对呼吸道的反射性保护，通过咳嗽可以防止病菌入侵，同时排出已经入侵到支气管的异物，已达到保护肺的目的。也就是说咳嗽是身体的一种自我保护反应。生活中最常见的是喝水喝呛了，肺会立马做出反应，就是通过咳嗽把水排出去，这就是肺进行自我保护的方式。

那么中医认为孩子的咳嗽多发于哪些因素呢？我们可以简单将其归为两类：一个是外感咳嗽；一个是内伤咳嗽。外感咳嗽指的就是风寒暑湿燥火这些邪气侵入肺里引起的咳嗽；内伤咳嗽多是痰湿痰热阻肺或者是肺气不足导致的咳嗽。外感咳嗽因为是外感六淫引起的，我们往往采取宣发的方式来治愈；内伤咳嗽因为大部分都是虚证，我们往往采取扶正的方式来治疗。痰湿咳嗽也要扶正吗？当然要。我们知道肺为贮痰之器，脾为生痰之源，肾为生痰之根，痰湿咳嗽的痰都是来自脾，所以多数是用健脾化湿的方法来治痰湿咳嗽。那么如果是肺虚引起的咳嗽呢？那当然是以健脾补肺为主。急性咳嗽来也匆匆去也匆匆，慢性咳嗽的疗程就会稍微长一点。

88 急性咳嗽怎么治疗？

治疗的主要思路有以下三点：

第一，近端取穴。就是选取靠近病变脏腑的穴位来治疗疾病。比如脾胃不好，我们可以在肚子上取穴，见效快。如果是肺的功能不好，咳嗽了，我们可以在胸背部取穴推拿。小儿推拿三字经派常用分推胸八道的方法来止咳，这个就是近端取穴的典型代表。分推胸八道操作起来很简单，就是沿着胸骨柄，从中间往两侧分推。除了分推胸八道，我还喜欢用手指尖点揉肋间隙，因为孩子的胸部有很多穴位都可以止咳，点揉完前胸穴位之后再点揉后背穴位，比如肺俞、定喘，效果非常好，你可以试试。

第二，通鼻第一。肺开窍于鼻，不管是什么样的咳嗽或者喘，往往都会伴有鼻塞，鼻塞时就会用嘴巴来呼吸，反过来又造成咳嗽不容易痊愈。所以需要将鼻子弄通。那怎么弄通呢？很简单，就是往鼻子里滴一两滴水，然后用食指和中指夹住鼻子上下搓动，把鼻子里面的异物给搓出来，这个方法很好用。但该方法是不是推一次就能治愈鼻塞了，需要家长回家后继续做。但是需要说明的是，如果孩子睡着了，就不用给孩子搓了，那会影响他的睡眠，可以改为在每个鼻孔里滴一两滴水，然后把鼻子捏一捏，该方法也很好用。这个方法在临床上对治疗孩子咳嗽效果非常好。

第三，护理为主。咳嗽怎么护理呢？中医上讲，肺为娇脏，喜润恶燥，那么护理的时候顺着肺的喜好，让孩子处在湿润的环境中，咳嗽就会好得快一点。所以，除了家里要经常加湿，还有个方法是把水滴在鼻孔里。多给孩子热敷前胸后背。如果孩子咳嗽比较轻，每天热敷半小时后背就可以了；如果咳嗽比较重，一天热敷两次，中午热敷前胸，晚上热敷后背。此外，孩子咳嗽期间要忌口，比如不建议吃水果。有人说水果里含有丰富的维生素，能给孩子提供丰富的营养，能让疾病恢复得更快。这个说法有错吗？没有错，那为什么不能吃？我们从以下三点来分析：第一，中医上讲，火为阳，水为阴。水果多数都为阴性的食物，属于寒凉性食物。当身体内火气比较旺盛的时候，多吃水果有利于败火。但是当孩子咳嗽的时候，就不要多吃水果了，因为多数咳嗽属于风寒咳嗽，只有很少的咳嗽属于风热咳嗽，这个时候如果吃水果，会雪上加霜，令咳嗽好得慢。第二,五脏六腑为一体，在咳嗽期间，肺的功能受损，脾的功能往往也不好。这在生活中最明显的是孩子感冒咳嗽的时候不想吃饭，脾胃不好的时候就容易感冒咳嗽。感冒咳嗽的时候脾的功能是降低的，脾本身最害怕寒凉，而水果恰恰就是寒凉性的，脾虚的时候吃一些寒凉性的东西，会造成脾胃功能进一步降低，导致脾的运化功能失常，令身体内水邪水湿越来越多，体内的水液运不出去了，在身体里搁着，日久化痰。这就是我们经常所说的肺为贮痰之器，脾为生痰之源。第三，多数水果是甜的，容易刺激嗓子，导致咳嗽加重。所以说，中医里经常说要忌口，否则“治病不忌口，枉费大夫手”。

89 慢性咳嗽怎么治疗？

民国有位儿科医学名家徐小圃，他说过一句话：“久咳不

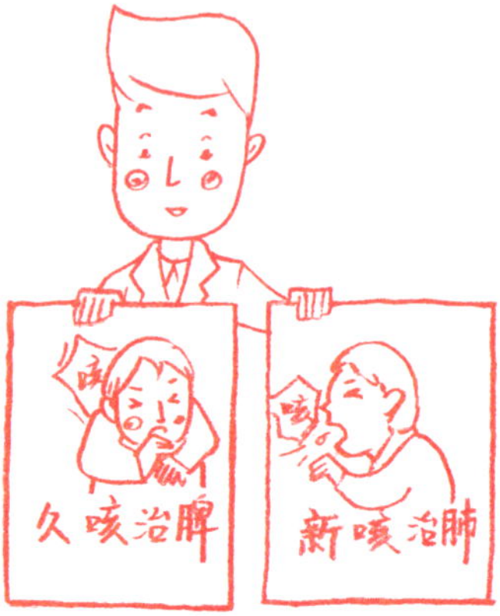

愈必须治脾。”就是说慢性咳嗽如果不好的话，必须从脾上来调理。这种咳嗽属于咳嗽里面的肺虚咳嗽，应该怎么治呢？有的人认为肺虚咳嗽肯定是补肺，对吧？但临床上，仅补肺的效果往往不太理想。那应该怎么办？补肺加补脾。我教大家一个比较简单的手法，就是摩法。一般来讲，摩的时候力度由轻到重，刚开始稍微轻一些，往后力度稍微加重一些，不要光摩肚子，要带上一些前胸。也就是说，最好把整个躯干部正面都带上。一般摩的时间会在15分钟左右。

90 夏季腹泻多是由脾虚引起的吗？

中医认为，一年四季当中，脾对应夏季，也就是说脾在夏季功能最弱，这个时候容易出现腹泻。一般情况下，夏季腹泻要么是脾虚直接造成的，要么是在脾虚的基础上出现的。所以说，治疗夏季腹泻时必须多补脾。

脾虚属于虚证，治疗的时间就要长一些。有人问：对于夏季腹泻，推腹天河有用吗？虽然推腹天河是有一定的作用的，但只能起到暂时的止泻作用，如果不把脾虚治好，这个腹泻还会继续发生。也就是说，对于夏季腹泻，推腹天河只可以治标，补脾才能治本。

在此说一句题外话，说到腹泻，许多人会把放屁带出点粪便认为是腹泻。但这不是腹泻，也不是脾虚或者肾虚，而是腹胀引起的。引起腹胀的原因是脾胃虚弱、积食、感受风寒。

91 攒肚、流口水、漾奶、活动后出汗怎么治？

有人问我："我遇到个孩子，推拿的时候肚子总是咕噜咕噜响，我推拿了十多天了，他的肚子还是一直响，怎么能治好？"遇到这样的问题，我很惊诧，因为这是孩子最正常、最常见的表现，本身就不是病。这让我想起了以前有人问我的另一个问题："咽喉部两个扁桃体中间有个小疙瘩，我觉得是肿胀，然后我推了20多次，但这个小疙瘩仍然存在。这是为什

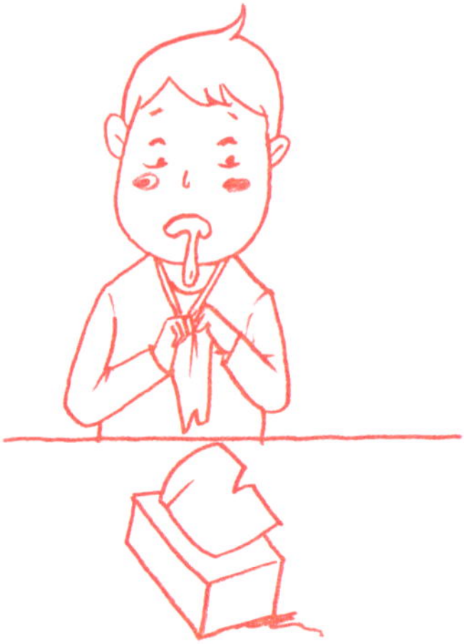

么？”我就问是什么小疙瘩。他就给我发了一张照片过来。我一看，其实是悬雍垂，就是我们百姓常说的嗓子处的小舌头。他把这认为是肿胀，难怪怎么推都推不好。所以我发现我们很多从业者对基本问题认识不清，以至于闹出了很多笑话。下面我们就来说几个比较常见的问题。

第一个是攒肚的问题。有人问我有个孩子五天排便一次，推拿后总是时好时坏的，为什么？我就问他这个孩子多大了。他说4个月，母乳喂养，这种情况从出生就有。这其实就是攒肚，因为孩子吃母乳，代谢物比较少，才出现了好几天才排便一次的情况，不需要治疗。

第二个是流口水的问题。有人说孩子流口水不正常，就是脾虚。我们不得不承认一点：脾虚的孩子容易流口水，这是真的。但是不是流口水就代表脾虚呢？这个就不一定了。还有人问我："一个孩子流口水，怎么推了一段时间后一点效果都没有？"我了解到这个孩子1岁，从长牙以后就开始流口水。这是正常的呀！孩子在长牙过程中会流口水，玩得比较兴奋的时候也会流口水，这样的问题不是问题，就不应该去治疗。

第三个是孩子溢奶的问题。有人问我："孩子吐奶该怎么办？我推了七天，一点效果都没有。"经过沟通，我才知道那孩子根本不是吐奶，而是溢奶，本就不需要治疗。

第四个是活动后出汗的问题。有人问我："孩子一跑一跳就爱出汗，这是咋回事？"我说这个问题不是问题，不需要推拿。还有吃饭吃快了也会出汗，这都是正常现象。

92 眼球上长黑点是怎么回事？

眼球上面长了很多小黑点，这意味着什么呢？是肚子里有虫了吗？眼球上的黑点一般有以下三种：第一种叫积食斑，第二种叫虫斑，第三种叫巩膜色素斑。那么它们分别具有什么特点呢？一、积食斑。有积食斑的孩子除了眼球上有黑点以外，还会有口臭、磨牙、睡觉翻身等积食的症状。而且这种情况不是孩子出生时就有，一般是添加辅食之后才出现的。二、虫斑。现在这是非常少见的。随着生活环境日益改善，卫生条件比较好，有虫的孩子已经很少了。所以孩子眼球长黑点的时候，除了特殊情况外，基本不用考虑是虫斑。三、巩膜色素斑。意思就是孩子的巩膜比较薄，巩膜下面的静脉就表现得很明显。就

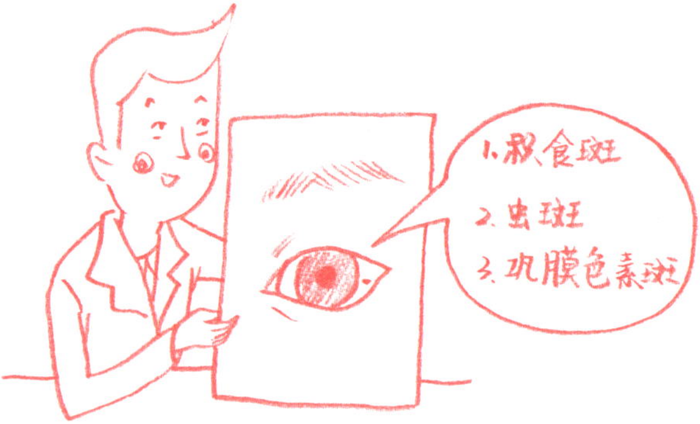

和人的手背一样，是不是能看到很多青筋？同样的，这个眼球里面的黑点，就是因为巩膜比较薄，眼球里面的静脉露出来了。巩膜色素斑是天生的，出生之后就有，长大之后会逐渐消失。这种斑最常见。

有人会问这该怎么治疗呢？很简单，有虫的打虫，有积食的消积食，如果是巩膜色素斑就不需要治疗。

93 先天性巨结肠引起的便秘能调理吗？

按照以往的经验，对于这类孩子，推拿一段时间后病情都有好转，但是几乎都会反复，所以，对于这类疾病，小儿推拿只有缓解症状的作用，无法治愈。

94 大声喊叫导致的声音嘶哑推拿有用吗？

这属于慢性声带炎，小儿推拿的效果不明显。建议艾灸膻中穴和中脘穴各20分钟，能迅速见效。

95 肠痉挛怎么缓解？

肠痉挛是因为婴儿对外界刺激异常敏感，产生压力和紧张感，表现在胃肠功能上，就出现了肠痉挛，产生腹痛。随着身体的成熟，神经系统对外界环境变化适应能力的提高，由肠痉挛引起的哭闹一般在孩子3～4个月时停止，有的一直持续到半岁。一般腹部受凉、胀气、饮食过多容易引起肠痉挛。在急性期，热敷肚子是缓解症状最快的办法，同时可配合小儿推拿，选择温阳散寒的穴位，如推拿三关、外劳宫，太极摩腹。

96 做小儿推拿时，孩子是坐着好，还是躺着好？

一般而言，推拿四肢穴位，如天河水、一窝蜂、二马等时，最好让孩子坐着；推拿腹部，如采用太极摩腹、天枢通便等手法时，最好是让孩子平躺，这样能令腹部松软，力度更容易渗透；对于后背部的穴位，如搓肺俞穴、搓八髎穴、捏脊等时，让孩子趴着会比较方便。

97 脾胃派小儿推拿的主要特色是什么？

一、取穴以腹部穴位为主，配合胸背和四肢穴位。这与传统小儿推拿以四肢穴位为主刚好相反。

二、兼容并蓄，善于结合特效疗法。如特效通鼻法、快速排痰法、特效揉腹法、咳喘四大手法、艾灸疗法等，都是能迅速见效的方法。

98 小儿推拿会不会让孩子产生依赖性？

小儿推拿是疏通经络、平衡阴阳、调理体质的外治疗法。也就是说，这种疗法可以使孩子体质提高，自然就少生病了。所以小儿推拿是提高孩子体质的一种方法。推拿就像锻炼身体一样，越锻炼身体，身体越健康，越推拿，身体也越健康。不是因为推拿而生病，而是因为生病而需要推拿。小儿推拿可以

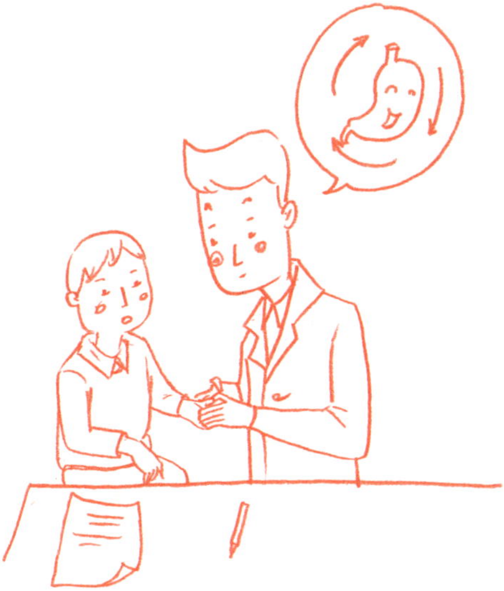

将孩子的体质调整到最佳状态，减少生病的概率。还有人说："我的孩子生病的时候老是推拿，会不会形成依赖性，推了就好，不推就不好？"我举个例子。如果你的手不小心划了一个口子，你对它不管不问，虽然伤口也能愈合，但是如果你对伤口做一些适当的处理，它可以好得更快。小儿疾病也是这样的。很多疾病你不给予干预也能好，但你稍加干预它能好得更快。也就是说，如果你想让孩子好得快一些，可以配合小儿推拿，小儿推拿有助于减少孩子生病的次数、缩短病程、减轻生病时的痛苦。

99 小儿推拿的原理是什么？

小儿推拿是起源于民间的中医外治疗法，跟针灸的原理一样，通过手法刺激孩子穴位，达到祛除疾病、增强体质、减少用药的目的。打个比方，人体就像一颗完整的红薯，五脏六腑是红薯根，经络是红薯藤，穴位是红薯叶，小儿推拿就是通过手法刺激红薯叶和红薯藤，达到令红薯正常生长的目的。

100 未来的小儿推拿将是什么样子的？

我们聊一下小儿推拿的发展方向。小儿推拿是以明代《保婴神术·按摩经》成书为其诞生标志，距今已有好几百年的历史了，在近些年又绽放出新的活力。那小儿推拿以后的路会怎么走呢？据我分析，小儿推拿的方向肯定是亚健康调理。什么叫亚健康调理？就是调理孩子体质，预防孩子生病。中医上讲究“不治已病治未病，不治已乱治未乱”，即不要等孩子生病了

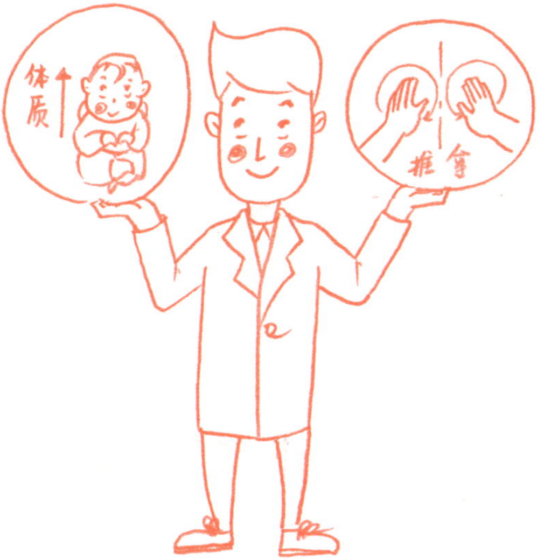

再去治疗，而是应该在孩子还没有生病的时候给孩子预防。我经常和家长们说："每个家庭都有医疗开支，你愿意把钱花在预防上，还是治疗上呢？"可以这样讲，孩子就是因为体质差，才会反复生病。我们和家长一样，都希望孩子少生病。那怎么能让孩子少生病呢？就是提高孩子的身体素质，使孩子的经脉通畅，增强孩子的脏腑功能，这样孩子生病的概率就会减少。也就是说，我们治疗孩子疾病的时候，一定要想到把病治好只是工作的一半，另一半就是调理好孩子的体质。体质没调好，过段时间他还会生类似的疾病。孩子感冒咳嗽不可怕，体质差才最可怕。我在临床中经常遇到这种情况：体质好的孩子生病了，推一推就好了；但是体质差的孩子疗程就要长，而且病情容易加重。所以说，疾病是会好还是会加重，不只取决于推拿师的推拿技术，还在于孩子的体质。所以对于我们小儿推拿师来说，提高孩子的体质尤为重要。临床研究表明，对于孩子亚健康调理，小儿推拿有很大的优势，所以这也是以后小儿推拿发展的必然方向。